实用临床护理与护理要点

生兆梅 崔广君 蒋珊 王丽 樊荣 班慧英 主 编

刘广平 赵燕 朱丽丽 副主编

吉林科学技术出版社

图书在版编目（ＣＩＰ）数据

实用临床护理与护理要点 / 生兆梅等主编. -- 长春 ：
吉林科学技术出版社，2024. 6. -- ISBN 978-7-5744
-1615-4

Ⅰ. R47

中国国家版本馆 CIP 数据核字第 2024GP5025 号

实用临床护理与护理要点

主　　编	生兆梅　等
出版人	宛　霞
责任编辑	史明忠
封面设计	王　佳
制　　版	王　佳
幅面尺寸	185mm×260mm
开　　本	16
字　　数	150 千字
印　　张	10.5
印　　数	1~1500 册
版　　次	2024 年6月第1 版
印　　次	2024年10月第1次印刷

出　　版	吉林科学技术出版社
发　　行	吉林科学技术出版社
地　　址	长春市福祉大路5788 号出版大厦A 座
邮　　编	130118
发行部电话/传真	0431-81629529 81629530 81629531
	81629532 81629533 81629534
储运部电话	0431-86059116
编辑部电话	0431-81629510
印　　刷	廊坊市印艺阁数字科技有限公司

书　　号	ISBN 978-7-5744-1615-4
定　　价	65.00元

《实用临床护理与护理要点》

编委会

主　编

　　　　生兆梅　滕州市中医医院

　　　　崔广君　济南市第五人民医院

　　　　蒋　珊　山东省滕州市滨湖镇卫生院

　　　　王　丽　德州市第二人民医院

　　　　樊　荣　青岛西海岸新区区立医院

　　　　班慧英　呼和浩特市第一医院

副主编

　　　　刘广平　夏津县人民医院

　　　　赵　燕　滨州医学院附属医院

　　　　朱丽丽　康复大学青岛中心医院（青岛市中
　　　　　　　　心医院）

《实用临床护理与护理要点》

编 委 会

前　言

护理学是医学学科的一个重要组成部分，是以基础医学、预防医学、康复医学、社会科学、人文科学等为理论基础的一门综合性应用学科，其理论性与实践性都很强。全文主要是讲述了临床常见疾病护理与护理要点，其中包括内科、外科等不同科室疾病，全书具有实用性强、内容简单明了、内容详尽新颖等特点，对临床护理技术的提高具有指导意义。鉴于护理学近年来的进展，为了更好地提高临床医护人员的护理水平，特编写此书，为广大临床医护人员提供参考。

目 录

第一章　呼吸内科疾病护理

第一节　急性呼吸道感染

急性呼吸道感染通常包括急性上呼吸道感染和急性气管-支气管炎。急性上呼吸道感染是鼻腔、咽或喉部急性炎症的总称。常见病原体为病毒，仅有少数由细菌引起。本病全年皆可发生，但冬、春季节多发，具有一定的传染性，有时引起严重的并发症，应积极防治。急性气管-支气管炎是指感染、物理、化学、过敏等因素引起的气管-支气管黏膜的急性炎症，可由急性上呼吸道感染蔓延而来，多见于寒冷季节、气候多变或气候突变时。

一、护理评估

（一）病因及发病机制

1.急性上呼吸道感染

急性上呼吸道感染者 70%~80%由病毒引起。其中主要包括流感病毒、副流感病毒、呼吸道合胞病毒、腺病毒、鼻病毒等。由于感染病毒类型较多，又无交叉免疫，人体产生的免疫力较弱且短暂，同时在健康人群中有病毒携带者，故一个人可多次发病。细菌感染占 20%~30%，可直接或继病毒感染之后发生，以溶血性链球菌最为多见，其次为流感嗜血杆菌、肺炎球菌和葡萄球菌等，偶见革兰阴性杆菌。

当全身或呼吸道局部防御功能降低时，尤其是年老体弱或有慢性呼吸道疾病者更易患病，原先存在于上呼吸道或外界侵入的病毒和细菌迅速繁殖，引起本病。通过含有病毒的飞沫或被污染的用具传播，引起发病。

2.急性气管-支气管炎

（1）感染：由病毒、细菌直接感染，或急性上呼吸道病毒（如腺病毒、流感病毒）、细菌（如流感嗜血杆菌、肺炎链球菌）感染迁延而来，也可在病毒感染后继发细菌感染。亦可为衣原体和支原体感染。

（2）物理、化学性因素：过冷空气、粉尘、刺激性气体或烟雾的吸入使气管-支气管黏膜受到急性刺激和损伤，引起本病。

（3）变态反应：花粉、有机粉尘、真菌孢子等的吸入以及对细菌蛋白质过敏等，均可引起气管-支气管的变态反应。寄生虫（如钩虫、蛔虫的幼虫）移行至肺，也可致病。

（二）健康史

有无受凉、淋雨、过度疲劳等使机体抵抗力降低等情况，应注意询问本次起病情况、既往健康情况、有无呼吸道慢性疾病史等。

（三）身体状况

1.急性上呼吸道感染

急性上呼吸道感染主要症状和体征个体差异大，根据病因不同可有不同类型，各型症状、体征之间无明显界定，也可互相转化。

（1）普通感冒：又称急性鼻炎或上呼吸道卡他，以鼻咽部卡他症状为主要表现，俗称"伤风"。成人多为鼻病毒所致，起病较急，初期有咽干、咽痒或咽痛，同时或数小时后有打喷嚏、鼻塞、流清水样鼻涕，经 2~3 d 后分泌物变稠，伴咽鼓管炎可引起听力减退，伴流泪、味觉迟钝、声嘶、少量咳嗽、低热不适、轻度畏寒和头痛。检查可见鼻腔黏膜充血、水肿、有分泌物，咽部轻度充血。

如无并发症，一般经 5~7 d 痊愈。流行性感冒（简称流感）则由流感病毒引起，起病急，鼻咽部症状较轻，但全身症状较重，伴高热、全身酸痛和眼结膜炎症状，而且常有较大或大范围的流行。

（2）病毒性咽炎和喉炎：临床特征为咽部发痒、不适和灼热感、声嘶、讲话困难、咳嗽、咳嗽时咽喉疼痛，无痰或痰呈黏液性，有发热和乏力，伴有咽下疼痛时，常提示有链球菌感染。体检发现咽部明显充血和水肿、局部淋巴结肿大且触痛，提示流感病毒和腺病毒感染，腺病毒咽炎可伴有眼结膜炎。

（3）疱疹性咽峡炎：主要由柯萨奇病毒 A 引起，夏季好发。有明显咽痛，常伴有发热，病程约一周。体检可见咽充血，软腭、腭垂、咽和扁桃体表面有灰白色疱疹及浅表溃疡，周围有红晕。多见儿童，偶见于成人。

（4）咽结膜热：常为柯萨奇病毒、腺病毒等引起。夏季好发，游泳传播为主，儿童多见。表现为发热、咽痛、畏光、流泪、咽部及结膜明显充血。病程为 4~6 d。

（5）细菌性咽-扁桃体炎：多由溶血性链球菌感染所致，其次为流感嗜血杆菌、肺炎球菌、葡萄球菌等引起。起病急，咽痛明显，伴畏寒、发热，体温超过 39℃。检查可见咽部明显充血，扁桃体充血肿大，其表面有黄色点状渗出物，颌下淋巴结肿大伴压痛，肺部无异常体征。本病如不及时治疗可并发急性鼻窦炎、中耳炎、急性气管-支气管炎。部分患者可继发病毒性心肌炎、肾炎、风湿热等。

2.急性气管-支气管炎

急性气管-支气管炎起病较急，常先有急性上呼吸道感染的症状，继之出现干咳或少量黏液性痰，随后可转为黏液脓性或脓性痰液，痰量增多，咳嗽加剧，偶可痰中带血。全身症状一般较轻，可有发热，体温 38℃ 左右，多经 3~5d 后消退。咳嗽、咳痰为最常见的症状，常为阵发性咳嗽，咳嗽、咳痰可延续 2~3 周才消失。若迁延不愈，则可演变为慢性支气管炎。呼吸音常正常或增粗，两肺可听到散在干、湿性啰音。

（四）实验室及其他检查

1.血常规

病毒感染者白细胞正常或偏低，淋巴细胞比例升高；细菌感染者白细胞计数和中性粒细胞增高，可有核左移现象。

2.病原学检查

病原学检查可做病毒分离和病毒抗原的血清学检查，确定病毒类型，以区别病毒和细菌感染。细菌培养及药物敏感试验，可判断细菌类型，并可指导临床用药。

3.X 线检查

胸部 X 线多无异常改变。

二、主要护理诊断及医护合作性问题

（一）舒适的改变

鼻塞、流涕、咽痛、头痛与病毒和（或）细菌感染有关。

（二）潜在并发症

包括鼻窦炎、中耳炎、心肌炎、肾炎、风湿性关节炎。

三、护理目标

患者躯体不适缓解，日常生活不受影响；体温恢复正常；呼吸道通畅；睡眠改善；无并发症发生或并发症被及时控制。

四、护理措施

（一）一般护理

注意隔离患者，减少探视，避免交叉感染。患者咳嗽或打喷嚏时应避免对着他人。患者使用的餐具、痰盂等用具应按规定消毒，或用一次性器具，回收后焚烧弃去。多饮水，补充足够的热量，给予清淡易消化、高热量、丰富维生素、富含营养的食物。避免刺激性食物，戒烟、酒。患者以休息为主，特别是在发热期间。部分患者往往因剧烈咳嗽而影响正常的睡眠，可给患者提供容易入睡的休息环境，保持病室适宜温度、湿度和空气流通。保证周围环境安静，关闭门窗。指导患者运用促进睡眠的方式，如睡前泡脚、听音乐等。必要时可遵医嘱给予镇咳、祛痰或镇静药物。

（二）病情观察

关注疾病流行情况、鼻咽部发生的症状、体征及血常规和胸部 X 线片改变。注意并发症，如耳痛、耳鸣、听力减退、外耳道流脓等提示中耳炎；如头痛剧烈、发热、伴脓涕、鼻窦有压痛等提示鼻窦炎；如在恢复期出现胸闷、心悸、眼睑水肿、腰酸和关节痛等提示心肌炎、肾炎或风湿性关节炎，应及时就诊。

（三）对症护理

1.高热护理

体温超过 37.5℃，应每 4h 测体温 1 次，观察体温过高的早期症状和体征，体温突然升高或骤降时，应随时测量和记录，并及时报告医师。体温＞39℃时，要采取物理降温。降温效果不佳可遵照医嘱选用适当的解热剂进行降温。患者出汗后应及时处理，保持皮肤的清洁和干燥，并注意保暖。鼓励患者多饮水。

2.保持呼吸道通畅

清除气管、支气管内分泌物，减少痰液在气管、支气管内的聚积。指导患者采取舒适的体位进行有效咳嗽。观察咳痰情况，如痰液较多且黏稠，可嘱患者多饮水，或遵照医嘱给予雾化吸入治疗，以湿润气道、利于痰液排出。

（四）用药护理

1.对症治疗

选用抗感冒复合剂或中成药减轻发热、头痛，减少鼻、咽充血和分泌物，如对乙酰氨基酚（扑热息痛）、银翘解毒片等。干咳者可选用右美沙芬、喷托维林（咳必清）等；咳嗽有痰可选用复方氯化铵合剂、溴己新（必嗽平），或雾化祛痰。咽痛者可含服喉片或草珊瑚含片等。气喘者可用平喘药，如特布他林、氨茶碱等。

2.抗病毒药物

早期应用抗病毒药有一定疗效，可选用利巴韦林、奥司他韦、金刚烷胺、吗啉胍和抗病毒中成药等。

3.抗菌药物

如有细菌感染，最好根据药物敏感试验选择有效抗菌药物治疗，常可选用大环内酯类、青霉素类、氟喹诺酮类及头孢菌素类。

根据医嘱选用药物，告知患者药物的作用、可能发生的不良反应和服药的注意事项。例如，按时服药；应用抗生素者，注意观察有无迟发过敏反应发生；对于应用解热镇痛药者注意避免大量出汗引起虚脱等；发现异常及时就诊等。

（五）心理护理

急性呼吸道感染预后良好，多数患者于一周内康复，仅少数患者可因咳嗽迁延不愈而发展为慢性支气管炎，患者一般无明显心理负担。但如果咳嗽较剧烈，加之伴有发热，可能会影响患者的休息、睡眠，进而影响工作和学习，个别患者产生急于缓解咳嗽等症状的焦虑情绪。护理人员应与患者进行耐心、细致的沟通，通过对病情的客观评价，解除患者的心理顾虑，建立治疗疾病的信心。

（六）健康指导

1.疾病知识指导

帮助患者及其家属掌握急性呼吸道感染的诱发因素及本病的相关知识，避免受凉、过度疲劳，注意保暖；外出时可戴口罩，避免寒冷空气对气管、支气管的刺激。积极预防和治疗上呼吸道感染，症状改变或加重时应及时就诊。

2.生活指导

平时应加强耐寒锻炼，增强体质，提高机体免疫力；生活要有规律，避免过度劳累；保持室内空气新鲜流通、阳光充足；尽量避免前往人群密集的公共场所；戒烟、酒。

第二节　急性气管-支气管炎

急性气管-支气管炎是由感染、物理、化学、过敏因素等引起的气管-支气管黏膜的急性炎症。常发病于寒冷季节或气候突变时，部分病例由急性上呼吸道感染迁延而来。

本病主要由感染因素所致，可以是病毒、细菌的直接感染或病毒感染之后继发细菌感染，也可以是急性上呼吸道感染的病原体向下蔓延所致，常见病毒为腺病毒、流感病毒（甲、乙）、冠状病毒、鼻病毒、单纯疱疹病毒、呼吸道合胞病毒等，常见细菌为流感嗜血杆菌、肺炎链球菌、卡他莫拉菌等；理化因素（如冷空气、粉尘、烟雾、二氧化硫等刺激性气体的吸入）也可刺激和损伤气管-支气管黏膜而引起本病；过敏因素（如花粉、有机粉尘、真菌孢子的吸入）也可导致本病的发生。

一、护理评估

（一）健康史

评估有无淋雨、受凉、过度劳累等诱发因素，询问有无急性上呼吸道感染史。

（二）身心状况

1.症状

起病急，常在鼻塞、流涕、咽痛、咽部不适等急性上呼吸道感染症状之后，出现咳嗽、咳痰。先为干咳或伴少量黏痰，1~2 d后咳嗽加剧、痰量增多，转为黏液脓性痰或脓性痰，咳嗽、咳痰可持续2~3周；如伴支气管痉挛，可出现胸闷、气急、胸骨后发紧感；如气管受累，可在深呼吸和咳嗽时有胸骨后疼痛。全身症状一般较轻，可有发热、乏力、全身不适等，体温在38℃左右，多于3~5 d降至正常。

2.体征

胸部听诊呼吸音正常或粗糙，有散在的干、湿啰音，啰音部位常常不固定，咳嗽后可减少或消失，如伴有支气管痉挛可闻及哮鸣音。

3.心理、社会状况

急性气管-支气管炎患者常因咳嗽、咳痰等身体不适，有紧张、急躁、烦躁等心理反应。

（三）辅助检查

1.血液检查

病毒感染时，白细胞计数和分类多正常；细菌感染严重时白细胞计数和中性粒细胞可增高。

2.痰液检查

痰涂片和培养可见致病菌。

3.X线检查

胸部X线片多无异常，或仅有肺纹理增粗。

二、常见护理诊断/问题

（1）清理呼吸道无效与呼吸道感染、痰多、痰液黏稠有关。

（2）体温过高与呼吸道感染有关。

三、护理目标

（1）咳嗽、咳痰减轻或去除，痰液能有效地排出。

（2）患者体温降到正常范围。

四、护理措施

（一）一般护理

1.环境要求

室内环境清洁、干净，温度、湿度适宜，空气流通，避免烟雾、粉尘、刺激性气体的吸入，避免过敏原的吸入，注意保暖，防止受凉。

2.饮食护理

宜选择清淡、易消化的高热量、高维生素食物，避免刺激性食物，戒烟、戒酒。鼓励患者多饮水，以达到稀释痰液、维持液体摄入的目的。

（二）心理护理

关心体贴患者，向患者解释疾病相关知识，消除患者的不良心理反应，使之能积极配合治疗。

（三）病情观察

观察患者咳嗽与咳痰的性质、持续时间、咳痰的量，观察、记录发热患者的体温变化，同时观察患者面色、呼吸、脉搏、血压变化。

（四）对症护理

发热的护理见急性上呼吸道感染。咳嗽、咳痰者观察咳嗽及咳痰的量、颜色、性状、时间，鼓励患者多饮水以稀释痰液，指导患者正确咳嗽、排痰，必要时雾化吸入、机械吸痰。

（五）用药指导

1.治疗要点

（1）一般治疗：适当休息，注意保暖，多饮水，保证足够的营养物质供给。

（2）对症治疗：主要是止咳、祛痰、平喘，以减轻患者的不适。剧烈咳嗽无痰者酌情选用喷托维林、氢溴酸右美沙芬或可待因等止咳药；咳嗽有痰而不易咳出者可选用盐酸氨溴索、溴己新、复方氯化铵等祛痰药，有支气管痉挛者可选用茶碱类、$β_2$受体激动剂等支气管舒张药。

（3）病因治疗：病毒感染选用利巴韦林、阿昔洛韦等抗病毒药，一般不用抗生素；细菌感染一般选用青霉素类、头孢菌素类、大环内酯类、氟喹诺酮类抗生素，或者根据细菌培养和药敏试验结果选择药物，以口服给药为主，必要时静脉滴注。

2.用药护理

在用药过程中，注意观察药物的疗效和不良反应。

青霉素类药物应注意防止过敏反应的发生，氨茶碱宜在饭后口服或者选择肠溶片，以防引起恶心、呕吐、胃部不适。

第三节　慢性支气管炎

慢性支气管炎（chronic bronchitis）简称慢支，是指气管、支气管黏膜及其周围组织的慢性、非特异性炎症，临床上以反复发作的慢性咳嗽、咳痰和（或）伴有喘息为特征。如每年咳嗽、咳痰达 3 个月以上，连续 2 年或更长，并排除其他已知原因的慢性咳嗽，即可诊断为本病。慢性支气管炎是一种常见病、多发病，45 岁以上、吸烟者、生活或工作在空气污染严重地区的人群，以及慢性阻塞性肺疾病患者都有更高地罹患慢性支气管炎的风险。

一、护理评估

1.健康史

本病病因较复杂，往往是多种因素相互作用的结果，应详细询问患者的工作环境、是否吸烟及吸烟的时间，有无上呼吸道感染反复发生的病史等。

2.身体状况

慢性支气管炎起病缓慢，病程较长，反复急性发作是使病情加重的诱因。主要症状有慢性咳嗽、咳痰、喘息。初期症状轻微，寒冷季节、吸烟、劳累、感冒常是引起急性发作或症状加重的诱因。重症患者常四季不断发病，冬春季加剧，早晚加重。

3.辅助检查

（1）胸部 X 线片检查：早期一般无异常，病程长者出现两肺纹理增粗、紊乱等非特异性改变，肺纹理可呈网状或条索状、斑点状阴影，以下肺野较明显。

（2）肺功能检查：是判断呼吸道气流受限的主要客观指标，有助于 COPD 的诊断，病情严重程度、疾病进展等的判断。在患病早期常无异常，随病情逐渐加重则出现阻塞性通气功能障碍。

（3）血液检查：细菌感染时血白细胞计数、中性粒细胞增多，严重时可有核左移现象。喘息型者嗜酸性粒细胞增多。

（4）痰液检查：痰涂片或培养可见肺炎球菌、流感嗜血杆菌、甲型链球菌及奈瑟球菌等，涂片中可见大量中性粒细胞、已破坏的杯状细胞等。喘息型者嗜酸性粒细胞增多。

二、常见护理诊断/问题

（1）清理呼吸道无效与呼吸道分泌物增多、痰液黏稠有关。

（2）体温过高与慢性支气管炎并发感染有关。

（3）患者缺乏慢性支气管炎的防治知识。

三、护理目标

患者能有效排痰，呼吸道分泌物被清除；体温恢复正常；能叙述慢性支气管炎的防治知识。

四、护理措施

1.一般护理

（1）休息：急性发作期有发热、喘息时应卧床休息，慢性迁延期适当休息，临床缓解期要劳逸结合。

（2）饮食：给予高蛋白、高热量、高维生素易消化饮食。

（3）环境：注意指导患者保持环境空气清新、温暖、湿润，避免各种致病因素，如吸烟、寒冷刺激等。

2.症状护理

主要为咳嗽、咳痰、高热的护理。

3.用药护理

抗生素一般不与其他药物配伍使用。抗生素一般不用高渗溶液配制。含有抗生素的溶液不宜加温使用。

（1）应用青霉素类药物：用药前必须询问过敏史，有过敏史或过敏体质者慎用。初次用药或用药过程中更换批号或停药 2 d 以上再次使用，应做皮试。青霉素水溶液不稳定，应现配现用。青霉素半衰期为 0.5~1 h，有效血药浓度可维持 4~6 h，故要按时用药，不可将一天内不同时间段的青霉素药物集中使用。

（2）头孢菌素类：头孢菌素类与青霉素类之间有部分交叉过敏反应。对青霉素类过敏者慎用头孢菌素类。头孢菌素类药物可抑制肠道细菌合成维生素 K，用药期间要注意观察患者有无出血倾向。用头孢菌素类药物不要饮酒及含酒精的饮料，以免引起呼吸困难、心动过速、腹痛、恶心、呕吐等不良反应。

（3）大环内酯类：口服可以引起胃肠道反应，宜餐后服用。因食物影响其吸收，一般在餐后 3~4 h 服用。不能与酸性药同服。用药期间要多饮水。对静脉刺激性强，应稀释后缓慢静脉滴注。

（4）氨基糖苷类：注意观察有无眩晕、耳鸣等耳毒性症状，有无肾功能改变等肾毒性症状。氨基糖苷类刺激性较强，应深部肌内注射，并注意更换注射部位，或稀释后缓慢静脉滴注。

（5）氟喹诺酮类：是近年来发展最快的一类人工合成抗生素。空腹服药，服后多饮水，避免与抗酸剂同服，以免降低本类药的生物利用度。用药期间，应避免阳光或人造紫外线的直接或间接照射，以免发生光毒性反应或光变态反应。注意未满 18 周岁者不宜使用，以免发生异常病变。

4.心理护理

急性发作期，应关心体贴患者，了解情绪变化的原因，给予耐心疏导，讲解有关防治疾病知识，增强患者对治疗的信心。临床缓解期应避免家属过度保护患者，鼓励患者自我照顾及进行正常的社交活动。

5.健康指导

（1）宣传：向患者及家属宣传吸烟对身体的危害，劝导戒烟与制定戒烟方案。说明慢支是一个长期过程，要有信心配合坚持治疗。

（2）适当休息和饮食：避免劳累，注意营养摄入。

（3）增强体质：鼓励患者坚持锻炼，加强耐寒能力和机体抵抗力。

（4）避免诱因：注意保暖，预防感冒，做好个人劳动保护，消除及避免烟雾、粉尘和刺激性气体。

第四节　支气管扩张

支气管扩张是指直径大于 2mm 的支气管由于管壁的肌肉和弹性组织破坏引起的慢性异

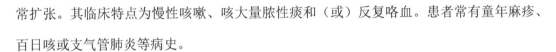

常扩张。其临床特点为慢性咳嗽、咳大量脓性痰和（或）反复咯血。患者常有童年麻疹、百日咳或支气管肺炎等病史。

随着人民生活条件的改善，麻疹、百日咳疫苗的预防接种，以及抗生素的应用，本病发病率已明显降低。

一、病因及发病机制

（一）支气管-肺组织感染和支气管阻塞

支气管-肺组织感染和支气管阻塞是支气管扩张的主要病因。感染和阻塞症状相互影响，促使支气管扩张的发生和发展。其中婴幼儿期支气管-肺组织感染是最常见的病因，如婴幼儿麻疹、百日咳、支气管肺炎等。

由于儿童支气管较细，易阻塞，且管壁薄弱，反复感染破坏支气管壁各层结构，尤其是平滑肌和弹性纤维的破坏削弱了对管壁的支撑作用。支气管炎使支气管黏膜充血、水肿、分泌物阻塞管腔，导致引流不畅而加重感染。

支气管内膜结核、肿瘤、异物引起管腔狭窄、阻塞，也是导致支气管扩张的原因之一。由于左下叶支气管细长，且受心脏血管压迫引流不畅，容易发生感染，故支气管扩张左下叶比右下叶多见。肺结核引起的支气管扩张多发生在上叶。

（二）支气管先天性发育缺陷和遗传因素

此类支气管扩张较少见，如巨大气管-支气管症、Kartagener 综合征（支气管扩张、鼻窦炎和内脏转位）、肺囊性纤维化、先天性丙种球蛋白缺乏症等。

（三）全身性疾病

目前已发现类风湿关节炎、Crohn 病、溃疡性结肠炎、系统性红斑狼疮、支气管哮喘等疾病可同时伴有支气管扩张；有些不明原因的支气管扩张患者，其体液免疫和（或）细胞免疫功能有不同程度的异常，提示支气管扩张可能与机体免疫功能失调有关。

二、临床表现

（一）症状

1.慢性咳嗽、大量脓痰

痰量与体位变化有关。晨起或夜间卧床改变体位时，咳嗽加剧、痰量增多。痰量多少可估计病情严重程度。感染急性发作时，痰量明显增多，每日可达数百毫升，外观呈黄绿色脓性痰，痰液静置后出现分层的特征：上层为泡沫；中层为脓性黏液；下层为坏死组织沉淀物。合并厌氧菌感染时痰有臭味。

2.反复咯血

50%~70%的患者有程度不等的反复咯血，咯血量与病情严重程度和病变范围不完全一致。大量咯血最主要的危险是窒息，应紧急处理。

部分发生于上叶的支气管扩张，引流较好，痰量不多或无痰，以反复咯血为唯一症状，称为"干性支气管扩张"。

3.反复肺部感染

其特点是同一肺段反复发生肺炎并迁延不愈。

4.慢性感染中毒症状

反复感染者可出现发热、乏力、食欲减退、消瘦、贫血等，儿童可影响发育。

（二）体征

早期或干性支气管扩张多无明显体征，病变重或继发感染时在下胸部、背部常可闻及局限性、固定性湿啰音，有时可闻及哮鸣音；部分慢性患者伴有杵状指（趾）。

三、辅助检查

（一）胸部 X 线检查

胸部 X 线检查早期无异常或仅见患侧肺纹理增多、增粗现象。典型表现是轨道征和卷发样阴影，感染时阴影内出现液平面。

（二）胸部 CT 检查

管壁增厚的柱状扩张或成串成簇的囊状改变。

（三）纤维支气管镜检查

纤维支气管镜检查有助于发现患者出血的部位，鉴别腔内异物、肿瘤或其他支气管阻塞原因。

四、诊断要点

根据患者有慢性咳嗽、大量脓痰、反复咯血的典型临床特征，以及肺部闻及固定而局限性的湿啰音，结合儿童时期有诱发支气管扩张的呼吸道病史，一般可做出初步临床诊断。胸部影像学检查和纤维支气管镜检查可进一步明确诊断。

五、治疗要点

治疗原则是保持呼吸道引流通畅，控制感染，处理咯血，必要时手术治疗。

（一）保持呼吸道通畅

1.药物治疗

祛痰药及支气管舒张药具有稀释痰液、促进排痰的作用。

2.体位引流

尤其适用于痰多且黏稠者。

3.经纤维支气管镜吸痰

若体位引流排痰效果不理想，可经纤维支气管镜吸痰及生理盐水冲洗痰液，也可局部注入抗生素。

（二）控制感染

控制感染是支气管扩张急性感染期的主要治疗措施。应根据症状、体征、痰液性状，必要时参考细菌培养及药物敏感试验结果选用抗菌药物。

（三）手术治疗

对反复呼吸道急性感染或大咯血，病变局限在一叶或一侧肺组织，经药物治疗无效，全身状况良好的患者，可考虑手术切除病变肺段或肺叶。

六、常用护理诊断

（一）清理呼吸道无效

咳嗽、大量脓痰、肺部湿啰音与痰液黏稠和无效咳嗽有关。

（二）有窒息的危险

与痰多、痰液黏稠或大咯血造成气道阻塞有关。

（三）营养失调

乏力、消瘦、贫血、发育迟缓与反复感染导致机体消耗增加以及患者食欲缺乏、营养物质摄入不足有关。

（四）恐惧

精神紧张、面色苍白、出冷汗与突然或反复大咯血有关。

七、护理措施

（一）一般护理

1.休息与环境

急性感染或咯血时应卧床休息，大咯血患者需绝对卧床，取患侧卧位。病室内保持空气流通，维持适宜的温、湿度，注意保暖。

2.饮食护理

提供高热量、高蛋白、高维生素饮食，发热患者给予高热量流质或半流质饮食，避免冰冷、油腻、辛辣食物诱发咳嗽。鼓励患者多饮水，每天 1500 mL 以上，以稀释痰液。指导患者在咳痰后及进食前后用清水或漱口液漱口，保持口腔清洁，促进食欲。

（二）病情观察

观察痰液的量、颜色、性质、气味与体位的关系，记录 24 h 痰液排出量；定期测量生命体征，记录咯血量，观察咯血的颜色、性质及量；病情严重者需观察有无窒息前症状，发现窒息先兆，立即向医生汇报并配合处理。

（三）对症护理

1.促进排痰

（1）指导有效咳嗽和正确的排痰方法。

（2）采取体位引流者需依据病变部位选择引流体位，使病肺居上，引流支气管开口向下，利于痰液流出。一般于饭前 1 h 进行。引流时可配合胸部叩击，提高引流效果。

（3）必要时遵医嘱选用祛痰剂或 β_2 受体激动剂喷雾吸入，扩张支气管、促进排痰。

2.预防窒息

（1）痰液排出困难者，鼓励多饮水或雾化吸入，协助患者翻身、拍背或体位引流，以促进痰液排出，减少窒息发生的危险。

（2）密切观察患者的表情、神志、生命体征，观察并记录痰液的颜色、量与性质，及时发现和判断患者有无发生窒息的可能。如患者突然出现烦躁不安、神志不清、面色苍白或发绀、出冷汗、呼吸急促、咽喉部明显的痰鸣音，应警惕窒息的发生，并及时通知医生。

（3）对意识障碍、年老体弱、咳嗽咳痰无力、咽喉部明显的痰鸣音、神志不清、突然大量呕吐物涌出等高危患者，立即做好抢救准备，如迅速备好吸引器、气管插管或气管切开等用物，积极配合抢救工作。

（四）心理护理

病程较长，咳嗽、咳痰、咯血反复发作或逐渐加重时，患者易产生焦虑、沮丧情绪。护士应多与其交谈，讲明支气管扩张反复发作的原因及治疗进展，帮助患者树立战胜疾病的信心，缓解焦虑不安情绪。咯血时医护人员应陪伴、安慰患者，帮助其稳定情绪，避免患者因情绪波动加重出血。

（五）健康教育

1.疾病知识指导

帮助患者及其家属了解疾病发生、发展与治疗、护理的过程；与其共同制订长期防治计划；宣传防治百日咳、麻疹、支气管肺炎、肺结核等呼吸道感染的重要性；及时治疗上呼吸道慢性病灶；避免受凉，预防感冒；戒烟、减少刺激性气体吸入，防止病情恶化。

2.生活指导

讲明加强营养对机体康复的作用，使患者能主动摄取必需的营养素，以增强机体抗病能力。鼓励患者参加体育锻炼，建立良好的生活习惯，劳逸结合，以维护心、肺功能状态。

3.用药指导

向患者介绍常用药物的用法和注意事项，观察疗效及不良反应。指导患者及其家属学习和掌握有效咳嗽、胸部叩击、雾化吸入和体位引流的方法，以利于长期坚持，控制病情的发展；了解抗生素的作用、用法和不良反应。

4.自我监测指导

定期复查。嘱患者按医嘱服药，教患者学会观察药物的不良反应。教会患者识别病情变化的征象，观察痰液量、颜色、性质、气味与体位的关系，并记录24 h痰液排出量。如有咯血、窒息先兆，立即前往医院就诊。

第五节　支气管哮喘

支气管哮喘（简称哮喘）是由嗜酸性粒细胞、肥大细胞、T淋巴细胞等炎症细胞、气道上皮细胞和细胞组分共同参与的气道慢性炎症性疾病。以气道变应性炎症（AAI）和气道高反应性（AHR）为特征。通常出现广泛、易变的可逆性气流受限，表现为反复发作性喘息、胸闷和咳嗽等症状。

一、护理评估

（一）健康史

评估患者有无呼吸道疾病史；家庭成员的患病情况；有无食物及药物过敏史；哮喘发作的主要原因、诱因，发作前有无前驱症状，如咳嗽、打喷嚏等，能否自行缓解及缓解因素；症状的严重程度和持续时间，相关检查和治疗情况。

（二）身体状况

1.症状

常在夜间和（或）清晨发作、加剧，多数可自行缓解或经治疗缓解。

（1）先兆症状：往往在某个诱因的激发下引起哮喘的发作，发作前常有鼻痒、打喷嚏、流涕、咳嗽、胸闷等上呼吸道黏膜过敏性症状。

（2）典型症状：表现为反复发作的发作性呼气性呼吸困难或伴胸闷、咳嗽、喘鸣，严重患者常被迫采取端坐位，呈端坐呼吸，干咳或咳出大量白色泡沫痰，至出现发绀等。

发作时的严重程度和持续时间个体差异很大，轻者仅有胸部紧迫感，持续数分钟；重者极度呼吸困难，持续数天或更长时间。症状呈可逆性，即经治疗后可在较短时间内缓解，部分可自行缓解。

（3）不典型症状：常以发作性咳嗽作为唯一的症状，临床上常易误诊为支气管炎（咳嗽变异性哮喘）；有些青少年表现为运动时胸闷和呼吸困难（运动型哮喘）。

2.体征

哮喘发作时胸部呈过度充气状态，呼气音延长，有广泛的哮鸣音。严重哮喘患者哮鸣音可不出现，称为寂静胸，还可出现心率增快、奇脉、胸腹矛盾运动、发绀等体征。在缓解期时体检可无异常。晚期患者由于长期过度肺充气可出现肺气肿的体征。重症哮喘又称哮喘持续状态，指哮喘严重发作，持续 24 h 以上，用一般的支气管舒张剂治疗无效。呼吸道感染未控制、持续接触大量过敏原、痰液黏稠阻塞细支气管、治疗不当或突然停用糖皮质激素、精神过度紧张等因素是导致重症哮喘的原因。

3.并发症

哮喘急性发作时可并发气胸、纵隔气肿、肺不张甚至呼吸衰竭。长期反复发作和感染可并发慢性支气管炎、阻塞性肺气肿、肺纤维化和肺源性心脏病等。

（三）辅助检查

辅助检查主要包括肺功能检查、胸部 X 线检查、血常规检查、痰液检查、血气分析、特异性变应原检测等。

（四）心理—社会状况

哮喘急性发作时患者易出现焦虑、烦躁情绪，重症患者因严重呼吸困难而出现濒死感、极度恐惧心理，可使病情进一步恶化。长期患病可使患者自尊低下，产生悲观、抑郁的情绪，对治疗丧失信心。同时，应评估患者家庭的支持功能、经济状况、患者亲属对疾病知识的了解程度以及社区的医疗服务状况等。

（五）处理原则

支气管哮喘目前尚无特效治疗方法。治疗原则是去除病因，控制急性发作，进行阶梯式综合治疗和预防复发，提高生活质量。

1.环境控制

尽可能查明和脱离引起哮喘发作的变应原和非特异性激发因子，去除引起哮喘的刺激因素。

2.药物治疗

常用的主要药物是支气管舒张药和抗感染药。

（1）支气管舒张药：主要作用为舒张支气管平滑肌，改善气道阻塞症状，缓解哮喘发作。主要包括β_2肾上腺素受体激动剂、茶碱类、抗胆碱能药。

（2）抗感染药：主要用于治疗气道炎症，可控制或预防哮喘发作。主要包括糖皮质激素、白三烯调节剂、色甘酸钠、酮替芬、氯雷他定、阿司咪唑等。

3.健康教育

哮喘是慢性病，让患者和其亲属正确认识哮喘、判断病情、正确采用预防和治疗措施是十分重要的。可以"哮喘之家""哮喘俱乐部"等形式开展防治教育。哮喘患者应由有经验的呼吸专科医生定期随访、观察，指导哮喘的预防和治疗。患者书写"哮喘日记"、定期测定呼气峰流速值（PEF）有助于对病情和疗效的随访、评价。

二、常见护理诊断/问题

（1）低效性呼吸形态与支气管痉挛导致气体流速受限、气道阻力增加、气道黏液分泌增加等因素有关。

（2）清理呼吸道无效与呼吸道黏液分泌增加、痰液黏稠、支气管痉挛和体力消耗有关。

（3）活动无耐力与缺氧、疲惫有关。

（4）恐惧与呼吸困难、哮喘急性发作伴濒死感有关。

（5）缺乏有关正确使用吸入器、药物疗效观察、疾病预防等方面知识。

（6）潜在并发症有自发性气胸、纵隔气肿、肺不张及水电解质和酸碱平衡紊乱等。

三、护理目标

（1）患者呼吸困难缓解，发绀减轻或消失，能平卧。患者血气分析结果恢复正常。

（2）患者能自行有效咳痰，两肺呼吸音清、对称。

（3）患者能进行有效的休息和活动，活动耐力逐渐提高。

（4）患者情绪稳定，接受并配合各种治疗。

（5）患者能说出正确使用吸入器的意义，并能正确使用吸入器。

四、护理措施

（一）一般护理

1.休息与体位

保持环境安静、舒适，空气流通。病室不宜布置花草，避免使用羽绒、羊毛等制品。房间内可采用湿式清扫或吸尘打扫，避免尘埃飞扬。发作时协助患者采取舒适的半卧位或坐位，重度或危重发作取端坐卧位，用跨床桌和软垫供患者伏桌休息，以减轻体力消耗。

2.饮食与补液

发作期间应以清淡、易消化、高维生素、足够热量的流质或半流质饮食为主。如哮喘发作与食物（如鱼、虾蟹、蛋类、牛奶等）有关，应忌食。哮喘发作时，鼓励患者每日饮水 2000~3000 mL，必要时遵医嘱静脉补液，以防痰栓阻塞气道。

3.合理氧疗

轻症患者可鼻塞给氧，吸氧流量为 2~4 L/min，伴有高碳酸血症时低流量吸氧，严重缺氧者给予面罩吸氧，必要时予以机械通气。

4.加强基础护理

大量出汗者应每日以温水擦浴，及时更换汗湿的衣服和床单，保持皮肤的清洁、干燥和舒适。

（二）病情观察

观察患者有无哮喘发作的先兆；密切观察患者生命体征，注意意识、呼吸频率、节律、深度、呼吸困难程度，监测呼吸音、哮鸣音变化，监测动脉血气分析和肺功能情况；观察氧疗效果；重症患者应加强监护，及时发现危重症状或并发症。

（三）对症护理

1.促进排痰，保持呼吸道通畅

补充水分有利于痰液的稀释，建立静脉通路，遵医嘱及时补液。遵医嘱给予痰液稀释药或雾化吸入治疗。

遵医嘱正确使用支气管舒张药、激素等药物缓解气道炎症和痉挛。指导患者进行有效咳嗽、协助叩背，利于痰液排出。必要时建立人工气道以清除痰栓。

2.及时发现和处理并发症

急性发作时，注意气胸、肺不张等并发症发生，如并发气胸应立即排气减压。正确记录患者 24 h 出入量，监测水电解质平衡状况。反复发作者注意有无 COPD、间质性肺炎、肺心病等并发症发生。

（四）药物治疗的护理

患者应遵医嘱正确应用支气管舒张药和糖皮质激素进行治疗，注意观察药物的疗效及不良反应。

1.给药方法

（1）定量式雾化吸入器（MDI）的使用方法：向患者介绍装置的结构特点，并示范吸入器的正确使用方法：用药前先摇匀药液，缓慢呼气至不能再呼时；患者张口将喷口放入口中，双唇含住喷口，经口缓缓吸气；深吸气过程中按压驱动装置将药液喷入；继续吸气至不能再吸时，屏气 5~10 s，然后再缓慢呼气。建议休息 3 min 后再吸一次。

老人和幼儿由于呼吸较难控制，可在吸入器喷口处接一个储雾罐（spacer），有利于药液完全吸收。

（2）干粉准纳器的正确使用方法：用一手握住外壳，另一手的拇指放在手柄上，向外推动拇指直至完全打开，推动滑动杆直至听到"咔嗒"声；将吸嘴放入口中，经口深吸气，由准纳器吸入药物；屏气 10 s，在剂量指示窗口有相应显示；不要随意拨动滑动杆，以免造成药物的浪费。

（3）氧气雾化吸入：吸入时要注意湿化瓶内勿加蒸馏水，以防药液被稀释；调节氧流量达 6~8 L/min，以达到有效的雾量；嘱患者用鼻深吸气用口呼气，保证药液到达小气道。

（4）缓释片和控释片：应整片吞服，以免破坏药物中缓释或控释的有效成分。重症患者常需静脉给药，严格控制给药速度。如需同时使用支气管舒张药和抗感染类喷雾剂，应先吸入支气管舒张药。

2.药物疗效及不良反应的观察

（1）β₂ 受体兴奋药：主要不良反应为偶有头痛、头晕、心悸、骨骼肌震颤等。药物用量过大可引起严重心律失常，甚至发生猝死。应指导患者按需用药，不可长期规律应用，以免引起 β₂ 受体功能下降和气道反应性增高，出现药物耐受。沙丁胺醇静脉使用时要注意滴速，严密观察不良反应的发生。

（2）茶碱类药物：主要不良反应表现为胃肠道、心脏和中枢神经系统三方面的毒性反应。氨茶碱用量过大或静脉用药速度过快可引起恶心、呕吐、头痛、失眠、心律失常,严重者可引起室性心动过速、抽搐、昏迷甚至心搏骤停等。为防止不良反应,用药过程中应监测血药浓度,安全范围为 6~15 μg/mL。

(3)糖皮质激素:吸入用药的主要不良反应为声音嘶哑、咳嗽、口咽部真菌感染和局部皮肤变薄等,应指导患者吸入激素后立即漱口、洗脸,减少口咽部药物残留。口服激素宜在饭后服用,以减少对胃肠道的刺激。全身使用激素时,应密切观察是否有消化道出血,监测血电解质,以防止水、电解质紊乱。

(4)其他:少数患者使用抗胆碱能药物有口苦或口干感,或有痰液黏稠不易咳出。色甘酸钠吸入后部分患者咽喉部不适、胸部紧迫感甚至诱发哮喘,一般不采用溶液气雾吸入。酮替芬主要不良反应是嗜睡、倦怠,高空作业、驾驶人员等应慎用。白三烯调节剂可引起轻度胃肠道症状,偶有皮疹、转氨酶升高等表现。

(五)重症哮喘的急救与护理

1.专人护理

必要时患者入住 ICU,专人护理,严密监测病情变化,准备好抢救物品。

2.吸氧

按医嘱予以鼻塞或面罩给氧,必要时予机械通气。

3.用药护理

保持输液通畅,保证各种药物准确地应用,严密监测药物的疗效和不良反应,遵医嘱充分补液。

4.保持呼吸道通畅

协助患者翻身叩背,以利于痰液的排出。遵医嘱充分补液以稀释痰液,必要时机械吸痰。

5.病情监测

严密监测意识、生命体征、哮鸣音等症状和体征及血气分析、电解质等实验室检查,准确记录液体出入量。

6.心理护理

关心患者，陪伴和安慰患者，给予心理疏导，减轻患者紧张焦虑的情绪。

7.营养支持

勿勉强进食，可通过静脉补充高营养。

8.生活护理

做好口腔护理、皮肤护理，保持床单的整洁干燥。

（六）心理护理

医护人员应关心患者，多陪伴和安慰患者，给予心理疏导，通过暗示、解说等方法消除过度紧张状态，教会患者放松技术以减轻恐惧，以免不良情绪可诱发或加重哮喘。动员与患者关系密切的家人或朋友参与对哮喘患者的管理，为其身心健康提供各方面的支持，提高患者的社会适应能力。

（七）健康指导

哮喘患者的教育与自我管理是保证疗效、减少复发、提高患者生活质量的重要措施。

1.疾病知识指导

使患者能正确认识到坚持充分的正规治疗可以有效地控制哮喘的症状，即患者可达到没有或仅有轻微的症状，能坚持日常工作和学习。

2.识别和避免激发因素

与患者共同探讨并找出个体的过敏原和刺激因素，以便有效地控制环境及避免诱因。

3.学会病情自我监测

识别哮喘发作的先兆及加重的表现，学会发作时进行简单的紧急自我处理。做好哮喘日记，会利用峰速仪来监测自身的呼吸峰流速值（PEF），判断气道是否狭窄，争取早期用药（在有症状前）。嘱患者随身携带止喘气雾剂，强调一出现哮喘发作先兆时，应立即进行简单处理。坚持定期复查。

4.用药指导

让患者了解常用治疗药物的作用特点、掌握药物的正确用法。

5.其他

（1）与患者共同制定预防复发的方案，通过参加体育锻炼、呼吸训练等方法增强体质，预防感冒，并在医生指导下应用色甘酸钠、酮替芬、丙酸倍氯米松气雾剂等药物预防哮喘发作。

（2）利用家庭和社会支持系统参与对哮喘患者的管理，为其身心健康提供各方面的支持。

第六节　肺血栓栓塞症

肺血栓栓塞症（PTE）为肺栓塞中最常见的类型，占肺栓塞中的绝大多数，通常所称的肺栓塞即指肺血栓栓塞症。栓塞后如肺组织产生严重的血供障碍，可发生坏死。急性肺血栓栓塞症为内科急症之一，病情凶险。慢性肺血栓栓塞症主要由反复发生的较小范围的肺栓塞所致，早期常无明显的临床表现，但经过数月至数年可引起严重的肺动脉高压。

一、临床表现

（一）症状

肺血栓栓塞症（PTE）症状多种多样，严重程度有很大差别，但缺乏特异性。常见的症状包括以下几种。

（1）不明原因的呼吸困难和气促：是最常见的症状，多于栓塞后即刻出现，尤其在活动后明显。

（2）胸痛：包括胸膜炎性胸痛或心绞痛样胸痛。胸膜炎性胸痛较为常见，呼吸运动可加重胸痛；心绞痛样胸痛由冠状动脉血流减少、低氧血症和心肌耗氧量增加所致，不受呼吸运动影响。

（3）昏厥：可为 PTE 的唯一或首发症状，表现为突然发作的一过性意识丧失。

（4）烦躁不安、惊恐甚至濒死感：由严重的呼吸困难和（或）剧烈胸痛引起，为 PTE

的常见症状。

（5）咯血：常见为小量咯血，大咯血少见。当呼吸困难、胸痛和咯血同时出现时，称为"肺梗死三联征"。

（6）咳嗽、心悸、腹痛等。

（二）体征

可出现低热、咳嗽及呼吸频率加快等体征。

（三）DVT形成的症状与体征

在考虑PTE诊断时，必须注意是否存在下肢深静脉血栓（DVT），其主要表现为患肢肿胀、周径增粗、疼痛或压痛、皮肤色素沉着，行走后患肢易疲劳或肿胀加重。但约半数以上的下肢DVT患者无自觉症状和明显体征。可测量双下肢的周径来评价其差别。

（四）临床分型

（1）急性肺血栓栓塞症：①大面积PTE：以休克和低血压为主要表现，须除外新发生的心律失常、低血容量或感染中毒所致的血压下降；②次大面积PTE：血压正常，但出现右心室功能不全或超声心动图表现有右心室运动功能减弱；③非大面积PTE：未出现休克和低血压的PTE。

（2）慢性肺血栓栓塞性肺动脉高压：以慢性、进行性发展的肺动脉高压的相关临床表现为主，后期出现右心衰竭的体征；影像学证实肺动脉阻塞。

二、护理诊断/问题

1.气体交换受损

气体交换受损与肺血管阻塞所致通气/血流比例失调有关。

2.恐惧

恐惧与突发的严重呼吸困难、胸痛有关。

3.潜在并发症

重要脏器缺氧性损伤、出血、再栓塞。

三、护理措施

（一）一般护理

1.休息与活动

护理指导患者绝对卧床休息，协助患者翻身、饮水、进食及排尿便等基本生活需要；指导患者采用深慢呼吸和采用放松等方法减轻恐惧心理，保证患者生理和心理休息，以降低患者耗氧量。高度疑诊或确诊 PTE 患者注意不要过度屈曲下肢。由于患者有呼吸困难的表现，可予床头抬高 30°，使患者膈肌下降，增加通气。

2.饮食护理

进食易消化饮食，避免便秘。服用华法林药物需要避免食用富含维生素 K 的食物。如并发右心功能不全，应注意限制钠水的摄入，并注意保持 24 h 液体出入量的平衡。

3.氧疗

有低氧血症的患者，可经鼻导管或面罩吸氧以保持氧气供需平衡。

（二）病情观察

1.症状、体征变化

对高度疑诊或确诊 PTE 患者，可收入重症监护病房进行严密监测，包括：①意识状态。监测患者有无烦躁不安、嗜睡、意识模糊、定向力障碍等脑缺氧的表现；②呼吸状态。严密监测患者的呼吸频率、节律及动脉血氧饱和度（SaO_2）等，当患者出现呼吸浅促，心率增快，SaO_2 下降及动脉血氧分压（PaO_2）下降等表现，提示患者呼吸功能受损，机体缺氧；③循环状态。由于肺动脉栓塞可以导致肺动脉高压、右心功能障碍和左心功能障碍等循环功能的改变，因此需密切观察患者的心率、心律、血压变化，以便及时应用正性肌力药物和血管活性药物。

2.辅助检查

持续、动态的心电监测、动脉血气分析和凝血相关指标，有利于肺栓塞的诊断，以及溶栓治疗效果的观察。

3.不良反应

密切观察正性肌力药物、血管活性药物的药效、不良反应。溶栓和抗凝治疗者应注意观察患者是否有出血。

（三）症状、体征的护理

1.呼吸困难的护理

指导患者身体和心理合理休息；遵医嘱进行合理氧疗；配合有效的溶栓治疗；合并右心功能不全者注意控制出入液量。

2.疼痛的护理

胸痛严重者可以适当使用镇痛药物，但如果存在循环障碍，应避免使用具有血管扩张作用的阿片类制剂，如吗啡等。

（四）用药护理

按医嘱及时、正确给予溶栓及抗凝治疗，监测疗效及其不良反应。

1.溶栓制剂

溶栓治疗的主要并发症是出血，最常见的出血部位为血管穿刺处，严重的出血包括腹膜后出血和颅内出血，一旦发生，预后差，近半数死亡。因此应做到：①用药前应充分评估出血的危险性，必要时应进行交叉配血，做好输血准备，备好急救药品和器材。溶栓前留置外周静脉套管针，以方便溶栓中取血监测，避免反复穿刺血管。静脉穿刺部位压迫止血应加大力量并延长按压时间。②在溶栓治疗过程中和治疗结束后都要严密观察患者的意识状态、血氧饱和度的变化，血压过高或偏低都应及时报告医生给予适当处理。③观察皮肤及黏膜、尿液等是否有出血征象；血管穿刺的部位是否有血肿形成；患者有无头痛、腹部或背部的疼痛等。④溶栓结束后，应每 2~4 h 测定一次 PT 或 APTT，当其水平降至正常值的 2 倍（≤60 s）时，应开始肝素抗凝治疗。

2.肝素或低分子量肝素

肝素的不良反应主要包括两方面：①出血。为抗凝治疗的最重要的并发症，可表现为皮肤紫斑、咯血、血尿或穿刺部位、胃肠道、阴道出血等，故用药前应评估出血的危险性；

抗凝过程中 APTT 宜维持在正常值的 1.5~2.5 倍。②肝素诱导的血小板减少症（heparin induced thrombocytopenia，HIT）。治疗第 1 周应每 1~2 d、第 2 周起每 3~4 d 监测血小板计数，若出现血小板下降达 50%以上，并除外其他因素引起的血小板减少，应停用肝素。低分子量肝素与普通肝素的抗凝作用相仿，但低分子量肝素引起出血和 HIT 的发生率低，只需根据体重给药，无须监测 APTT 和调整剂量。

3.华法林

华法林的疗效主要通过监测 INR，INR 未达到治疗水平时每天监测，达到治疗水平时每周监测 2~3 次，共监测 2 周，以后延长至每周监测 1 次或更长。华法林的主要不良反应是出血，发生出血时可用维生素 K 拮抗。在用华法林治疗的前几周还可能引起血管性紫癜，导致皮肤坏死，需注意观察。

（五）心理护理

给患者以安全感：当患者突然出现严重的呼吸困难和胸痛时，医务人员需保持冷静，避免紧张慌乱的气氛而加重患者的恐惧心理，护士应尽量陪伴患者，运用语言技巧进行疏导、安慰、解释、鼓励，并以从容镇定的态度、熟练的技术、忙而不乱的工作作风取得患者的信任；同时采用非言语性沟通技巧，如抚摸、握住患者的手等增加患者的安全感，减轻其恐惧，并让患者知道医护人员正在积极处理目前的紧急状态，减轻其痛苦。鼓励患者充分表达自己的情感。

（六）安全护理

1.急性期

绝对卧床，避免下肢过度屈曲，一般在充分抗凝的前提下卧床时间为 2~3 周，必要时要平车运送；保持大便通畅，避免便秘、咳嗽等，以免增加腹腔压力，影响下肢静脉血液回流；指导患者及其家属严禁挤压、按摩、热敷患肢，以防止下肢血管压力突然升高，血栓再次脱落。

2.恢复期

如患者仍需卧床，下肢须进行适当的运动或被动关节活动，穿抗栓袜，避免加重下肢

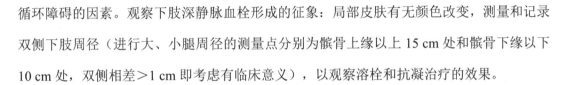

循环障碍的因素。观察下肢深静脉血栓形成的征象：局部皮肤有无颜色改变，测量和记录双侧下肢周径（进行大、小腿周径的测量点分别为髌骨上缘以上 15 cm 处和髌骨下缘以下 10 cm 处，双侧相差＞1 cm 即考虑有临床意义），以观察溶栓和抗凝治疗的效果。

（七）健康指导

1.DVT 的预防措施

（1）一般措施：长时间垂腿静坐如乘长途车、乘飞机也应经常活动下肢，或离开座位走动，减轻下肢血液淤滞，促进回流。卧床时应抬高患肢至心脏以上水平可促进下肢静脉血流回流；术后鼓励患者多做被动运动，多做深呼吸及咳嗽动作，病情允许时尽早下床活动；鼓励患者适当增加液体摄入，防止血液浓缩。

（2）机械预防措施：目的是增进下肢静脉的血液回流。包括分级加压弹力袜、下肢间歇序贯加压充气泵、足底静脉泵。患肢无法或不宜应用机械性预防措施者可以在对侧实施预防。掌握机械预防禁忌证：严重下肢动脉硬化性缺血、充血性心力衰竭、肺水肿、下肢DVT（GCS 除外）、血栓性静脉炎、下肢局部严重病变如皮炎、坏疽、近期手术及严重畸形等。

（3）药物预防措施：主要是使用抗凝药对抗血液的高凝状态，防止血小板聚集，注意观察药物不良反应，如出血。

2.疾病知识指导

向患者及其家属讲解疾病的发生、发展和转归，DVT 和 PTE 的危险因素及临床表现。对于长时间卧床的患者，若出现一侧肢体疼痛、肿胀，应注意 DVT 发生的可能；若突然出现胸痛、呼吸困难等，应及时告知医务人员或就诊。抗凝治疗药物应遵循医嘱，严格按剂量服用；并指导患者学会自我观察出血征象，如皮肤瘀斑、牙龈出血、眼结膜出血、血尿等。指导患者定期随诊，监测血抗凝指标。

第七节　肺脓肿

肺脓肿（lung abscess）是肺组织化脓性病变，早期为化脓性肺炎，继而坏死、液化、脓肿形成。临床上以高热、咳嗽、咳大量脓臭痰，X线显示一个或数个含气液平的空洞为特征。

一、病因与发病机制

肺脓肿绝大多数是内源性感染，主要由于吸入口咽部菌群所致。常见病原体与上呼吸道、口腔的寄居菌一致。厌氧菌是肺脓肿最常见的病原体，肺脓肿病原谱中需氧菌和兼性厌氧菌也占一定比例，主要包括金黄色葡萄球菌、肺炎链球菌、溶血性链球菌和肺炎克雷白杆菌、大肠埃希菌、变形杆菌、铜绿假单胞菌等。根据不同病因和感染途径，肺脓肿可分为以下三种类型。

二、临床表现

（一）症状

急性吸入性肺脓肿急性起病，畏寒、高热，体温达39~40℃，伴有咳嗽、咳少量黏液痰或黏液脓性痰，病变范围大时，可有气促伴精神不振、全身乏力和食欲减退。如感染不能及时控制，于发病的10~14 d，突然咳出大量脓臭痰及坏死组织，每天痰液量可达300~500 mL，静置后可分为三层。之后，体温开始下降，全身症状随之减轻，数周内一般情况逐渐恢复正常。若肺脓肿破溃到胸膜腔，则有突发性胸痛、气急，出现脓气胸。

（二）体征

肺部体征与肺脓肿的大小和部位有关。初起时肺部可无阳性体征，或患侧可闻及湿啰音；病变继续发展，可出现肺实变体征，可闻及支气管呼吸音；肺脓腔增大时，可出现空瓮音；病变累及胸膜，有胸膜摩擦音或胸腔积液体征。慢性肺脓肿常有杵状指（趾）、贫血和消瘦。

三、常用护理诊断/问题

1.体温过高

体温过高与肺组织感染、坏死有关。

2.清理呼吸道无效

清理呼吸道无效与痰液黏稠、脓痰聚积且位置较深有关。

3.营养失调：低于机体需要量

低于机体需要量与肺部感染导致机体消耗增加有关。

四、护理措施

（一）一般护理

1.休息与活动

高热及全身症状重者应卧床休息，定时开窗通风，保持室内空气流通。

2.饮食护理

给予清淡、易消化、富含维生素及足够热量的饮食。对不能进食者，必要时用鼻饲补充营养，以弥补代谢的消耗。需静脉补液者，滴速不宜过快，以免引起肺水肿。高热可使机体丧失大量水分，因此应鼓励患者多饮水或选择喜欢的饮料，以稀释痰液，每日摄入量在 3000 mL 以上为宜。

（二）病情观察

（1）密切监测生命体征，观察并记录痰量、颜色、性质、气味；如发生咯血且咯血量较大时，嘱患者患侧卧位，床边备好抢救用物，加强巡视，警惕大咯血或窒息的发生。

（2）观察用药效果及药物的不良反应：大量抗生素的应用，可能诱发真菌感染及维生素缺乏，因此必须检查口腔中有无鹅口疮，痰中找真菌，并及时采取相应措施，如制霉菌素 500 万单位加入 0.9%生理盐水 500 mL 中予患者漱口，每 4~6 h 一次；补充 B 族维生素与维生素 K；鼓励患者从口中进食，以调整菌群，抑制真菌生长。

（三）症状、体征的护理

1.高热护理

密切监测体温变化，高热时予以物理降温或药物降温。患者寒战时注意保暖，协助饮温开水，适当增加盖被，大量出汗者应及时更换衣服和盖被，并注意保持皮肤清洁干燥。

2.口腔护理

肺脓肿患者高热时间较长，口腔唾液分泌减少，黏膜干燥；又因咳大量脓臭痰，利于细菌繁殖，易引起口腔炎及黏膜溃疡；大量抗生素的应用，易因菌群失调诱发真菌感染；同时机体抵抗力下降及维生素缺乏，易引起口唇干裂、口唇疱疹、口腔炎症、溃疡，因此在晨起、饭后、体位引流后、临睡前做好口腔护理。

3.咳嗽、咳痰的护理

鼓励患者进行有效的咳嗽，经常活动和变换体位，以利于痰液排出。体位引流有利于大量脓痰排出体外。

（四）用药护理

肺脓肿患者应用抗生素治疗时间较长，应向患者强调坚持治疗的重要性、疗程及可能出现的不良反应，使患者坚持治疗。用药期间要密切观察药物疗效及不良反应。

（五）心理护理

肺脓肿高热、咳嗽、咳大量脓痰等症状，尤其是呼吸困难、咯血等会给患者带来很大的精神压力，病情较长，患者对治疗容易失去信心，担心生命受到威胁。因此，要重点对患者进行知识宣教，告知治疗方案，减轻思想负担。

（六）健康指导

1.疾病知识指导

（1）教会患者有效咳嗽、体位引流的方法，及时排出呼吸道分泌物，必要时采取胸部物理治疗协助排痰，以保持呼吸道通畅，患有基础疾病、年老体弱者，指导家属为其翻身、叩背，促进排痰。

（2）指导患者遵守治疗方案，防止病情反复，如出现高热、咯血、呼吸困难应立即就诊。

（3）保证充足的休息时间，避免过度劳累，开展力所能及的体育锻炼；增加营养摄入，以增强机体对感染的抵抗能力。

2.疾病预防知识指导

（1）指导患者要重视口腔、上呼吸道慢性感染病灶如龋齿、化脓性扁桃体炎、鼻窦炎、牙龈脓肿等疾病的治疗。重视口腔清洁，经常漱口，多饮水，预防口腔炎的发生。积极治疗皮肤感染、痈、疖等化脓性病灶，不挤压痈、疖，防止血源性肺脓肿的发生。疑有异物吸入时要及时清除。

（2）昏迷患者更要注意口腔清洁，合并肺炎应及时使用抗菌药物治疗。指导患者咳嗽时要轻捂嘴，不随地吐痰，将痰吐在纸上或痰杯中，及时清理痰杯、痰液，防止病菌污染空气而传染给他人。

第二章　肿瘤内科疾病护理

第一节　外鼻恶性肿瘤

一、概述

外鼻恶性肿瘤多见于 40 岁以上的中老年人，其中黏膜黑色素瘤的恶性程度较皮肤恶性黑色素瘤高，预后差。外鼻恶性黑色素瘤少见。

二、病发原因

长期紫外线照射，黑色素瘤破溃后用手抓、挠。

三、病理

外鼻部恶性肿瘤常见的有基底细胞癌、老年性细胞癌、囊性腺样基底细胞癌，以及恶性黑色素瘤肌肉瘤，多为原发性。恶性黑色素瘤多数在色素病变基础上发生，有皮肤及黏膜黑色素瘤两类。

四、临床表现

外鼻基底细胞癌发生于上皮基底层，位于鼻尖和鼻翼，以细小光泽性结节开始，逐渐长大，中心溃疡结痂，出血无痛，分界明显，可有蓝色、棕色色素沉着；鳞状细胞癌较基底细胞癌少见，早期小疣状、皮肤浅溃疡，逐渐发展成难以愈合红色肉芽为基底的溃疡边界不齐，易出血，发展较快，可向颌下、耳前转移。

五、症状体征

位于鼻前庭、鼻翼、鼻背等部位单纯的外鼻部恶性肿瘤非常少见，病变部位出现凸起肿块，形成皮肤溃疡，其表面常有渗液，患者自觉不适、轻度疼痛瘙痒。

六、治疗

外鼻恶性肿瘤恶性程度低，发病慢，易发现，可得到早期治疗。凡对放疗敏感患者可单纯放疗或手术切除后放疗。放疗不敏感者则行根治性切除再辅助放疗。肿瘤小可一期修复切除；较大者切除肿瘤后一年观察无复发或转移后，可行外鼻成形术。

七、护理

（一）护理目标

（1）对疾病有正确的认识，积极配合治疗和护理。

（2）能正确应对手术后的面容改变。

（3）掌握疾病相关知识，提高自我护理能力。

（二）放疗期间的护理

1.放疗前的准备

（1）心理准备：向患者及家属介绍外鼻恶性肿瘤的放疗作用及疗程，放疗的不良反应及防护，在放疗过程中应需配合的注意事项，鼓励患者表达出自己对放疗的恐惧感和陌生感，鼓励患者家属和朋友多给以关心和支持，教会患者自我放松的方法，针对个体情况进行心理护理，使患者的恐惧、焦虑心理减轻或消失，积极配合放疗。

（2）身体准备：①摘除金属物品：在放疗中金属物品可形成次电子使其相邻的组织受量增加，出现溃疡，所以鼻咽癌患者在放疗前应摘除金属牙套，避免引起牙龈受损；②口腔预防处理：外鼻恶性肿瘤放疗会影响牙齿、牙龈、颌骨，所以放疗前要保护照射范围内的患齿、充填龋齿，拔除短期内难以治愈的患齿及残根，若有严重的牙龈炎要积极对症治疗，避免造成损伤；③评估患者的身体状况和各脏器功能能否接受放疗，纠正贫血、控制感染。如有伤口应及时换药，待伤口完全愈合后再行放疗。

2.治疗配合

（1）照射野皮肤的护理：放疗前护士应做好健康宣教，使患者充分认识皮肤保护的重要性，皮肤保护的方法有以下四点：①充分暴露照射野皮肤，避免机械性刺激，指导患者穿柔软宽松、吸湿性强的纯棉内衣；②照射野皮肤用温水、软毛巾、动作轻柔地擦洗，瘙痒时切忌抓挠，禁用碱性肥皂擦洗，不能涂抹任何有刺激性的消毒液和药物，慎用冰袋和暖水袋；③外出时防止暴晒和风吹雨淋；④保持定位画线清晰，切忌擦洗画线痕迹，以免影响治疗效果。

（2）保持口腔清洁：饭后睡前漱口，每日用软毛牙刷及含氟牙膏刷牙，指导患者禁烟酒，禁止进食过冷、过热及辛辣等对口腔黏膜有刺激性的食物。

（三）放射不良反应的护理

1.皮肤反应

皮肤反应分三度如下：

（1）Ⅰ度：为干性皮炎，表现为毛囊扩张、色素沉着、红斑、逐渐脱屑、毛发脱落、发痒。嘱患者不要用手抓，可涂 0.2%薄荷淀粉或羊毛脂止痒，避免日光照射，不要用含铅的软膏，照射区不用刺激性肥皂擦洗。

（2）Ⅱ度：局部高度充血、水肿、水疱形成并有渗液，重者呈糜烂状伴有疼痛。可涂2%龙胆紫、冰片蛋清、四黄软膏、氢化可的松粉。

（3）Ⅲ度：形成放射性溃疡，侵犯真皮造成放射性损伤，常伴有坏死难以愈合。应给予清创换药，防止交叉感染，疼痛时可先表面麻醉止痛后再换药。

2.口腔黏膜炎

尤其鼻咽部、食管放疗两周后出现口腔、食管黏膜红肿充血、唾液减少、口干、颊黏膜出现伪膜，味觉消失。

给予口腔护理，洁齿，测 pH 值后用相应漱口液（如小苏打、过氧化氢水、盐水、复方硼砂溶液及硼酸水等），伴疼痛时饭前喷涂丁卡因等。

3.放射性肺炎

当全肺给予 20GY/2 周后偶尔发生急性肺炎，1~6 个月后可发生肺纤维化等。表现为气短、干咳、泡沫痰、发热，偶有咯血、呼吸困难等，应给糖皮质激素和抗感染治疗及对症治疗，辅助雾化吸入、吸痰等，叮嘱患者要预防感冒，避免着凉。

4.食管炎

表现为吞咽困难伴隐痛，可能为暂时性，待放疗后可恢复，嘱患者不要过于着急。进软食，温食，可饭前口服 B_{12} 或普鲁卡因溶液，忌粗糙、辛辣等有刺激性食物。

（四）鼻部出血的护理

（1）告诉患者鼻部出血是因为放射线引起的局部黏膜组织损伤引起，使患者及家属正确对待鼻咽出血，勿过度的惊慌。

（2）鼻腔小量出血，在鼻额部放置冰袋或冷毛巾，可用 1%麻黄碱或呋可麻滴鼻剂滴鼻，使用药物保守治疗。

（3）鼻腔大量出血时，立即平卧或半卧位头偏向一侧，用手指压住颈外动脉止血，鼻额部冷敷，吸出口中血性分泌物，协助医生施行鼻腔填塞、血管结扎或血管栓塞，给止血药；失血严重者进行交叉配血、备血，做好输血准备。

（4）告知患者不要捏鼻、挖鼻和用力擤鼻涕，感鼻腔干燥时可用清鱼肝油或复方薄荷油滴鼻，饮食不宜过烫，以温凉软食为主。

（5）保持大便通畅，勿用力大便，有便秘时使用缓泻剂，避免增加腹压引起出血。

（五）疼痛护理

（1）告知疼痛的原因，教会缓解疼痛的方法。

（2）及时评估疼痛的程度，疼痛严重者给镇静药或止痛药，晚期疼痛剧烈的患者可使用镇痛泵。

（3）告知患者经过放疗及化疗的正规疗程治疗后，头痛能够明显减轻或消失，鼓励患者坚持治疗，在治疗的过程中密切关注头痛的变化。

（六）口腔护理

（1）告诉患者口腔护理的重要性，协助患者晨起、睡前、饭后用软毛牙刷刷牙，饭前用清水或 0.9%氯化钠溶液漱口，口干时用 1%甘草液漱口或用麦冬、金银花、胖大海泡服。

（2）告知患者放疗后，口腔内的腺体分泌减少，口腔的自洁作用消失，常有口干、咽部干痛、口腔溃疡等症状，鼓励多喝水，保持口腔黏膜湿润。

（3）口腔溃疡者局部可喷涂西瓜霜喷剂，做张口牙齿运动，使口腔黏膜皱襞处充分进行气体交换，破坏厌氧菌的生长环境，防止口腔继发感染。

（4）改善生活环境，避免接触有害气体，外出时戴口罩。

（七）饮食护理

（1）讲解保证营养摄入的重要性，营养不良可能导致的不良后果，准备高蛋白、高维生素、低脂肪、易消化的食物，鼓励患者进食，保证放化疗按计划完成。

（2）为患者创造清洁、舒适的进食环境，注意食物色香味的搭配，以增进食欲。

（3）有口腔溃疡或吞咽困难的患者，应备营养丰富、均衡的流质，忌辛辣、刺激性、冷食物。

（4）督促患者改变不良生活方式及不良嗜好，戒烟酒，忌食霉变食物，不食油炸、火烤、腊制、腌制菜等。

（八）休息

注意多休息，不宜过度劳累；保持良好的睡眠习惯，勿熬夜，早睡早起；根据身体情况，可适当参加轻松的工作和学习；根据体质恢复情况，参加适宜的活动，如练气功、散步等，以增强体质，使身体保持最佳状态；活动要循序渐进，量力而行，避免大量或剧烈运动。

八、出院指导

（1）定期门诊复查，做好随访工作。

（2）皮瓣植入的患者，防止局部受外力碰撞搓揉、阳光暴晒，禁止游泳。

（3）养成良好的卫生习惯，洗脸时防止用力过大，建议用小毛巾浸湿凉开水后轻轻擦洗。

（4）加强营养，提高机体免疫力，饮食要营养丰富、清淡、温冷、易消化，忌烟酒及辛辣刺激性食物。

（5）建议鼻部皮肤缺损畸形严重者到整形科行整形修复手术。

九、预防

（1）保持面部皮肤清洁。

（2）避免经常用手抓、挠、挤压黑色素瘤。

（3）避免在很强的太阳光底下活动。

（4）若发现面部结节逐渐长大，中心溃疡结痂，出血无痛，分界明显，可有蓝色或棕色色素沉着等症状时及时就诊。

第二节　不明病因的颈部转移癌

一、概述

颈部转移癌包括颈部器官转移癌和颈部淋巴结的转移癌，颈部器官的转移癌临床罕见。颈部是全身淋巴的总汇区，淋巴结转移癌的发生率高，可分为原发灶明确的颈淋巴结转移癌和原发灶不明的转移癌。颈部转移癌中以鼻咽癌和甲状腺癌的转移最为多见。颈部淋巴结转移是影响头颈鳞癌预后的重要因素。

二、发病原因

（1）颈部器官的转移癌因恶性肿瘤晚期的血行转移所致，主要循血行途径转移至淋巴结的被膜和小梁的血管中。

（2）颈部淋巴结转移癌的发生以肿瘤从淋巴管途径转移，或因恶性肿瘤直接侵犯临近淋巴结所致。

三、病理

（1）原发于头颈的转移癌大多为鳞状细胞癌，较常见，腺癌少见。此外，恶性淋巴瘤少见。

（2）原发于胸、腹及盆腔等处的转移癌以腺癌居多。

（3）原发部位不明的转移癌，多为鳞状细胞癌，少数为腺癌、恶性黑色素瘤及其他类型癌。

（4）来自韦氏环的转移癌常为低分化或未分化癌，其他头颈转移癌的分化程度一般较好。

四、临床表现

40 岁以上患者，颈部近期出现无痛性、进行性长大肿块，经抗生素治疗两周无效，需排除转移癌并查找原发灶。

五、辅助检查

1.影像学检查

CTMRI、正电子发射断层扫描等影像学检查。

2.穿刺或病理活检

细针穿刺诊断技术已广泛用于临床，诊断准确率在 80%以上。尽可能不要做颈部活检，以免影响下一步治疗。

六、治疗

1.手术

颈淋巴结转移的治疗，主要以颈淋巴结清扫术为主。

2.放射治疗

放射治疗对鼻咽部低分化癌转移有效，对鳞癌转移治疗效果较差。

3.胸腹部及盆腔转移癌

胸腹部及盆腔转移癌以化疗为主。

4.定期复查

教会患者自行检查颈部，若发现结节、肿块及时就诊；出院后定期门诊复查。

七、护理

（一）基本护理

（1）焦虑、恐惧与患者对癌症的恐惧和病因不明有关。

（2）清理呼吸道无效与咽部及支气管受刺激引起分泌物增多有关。

（3）舒适的改变与手术疼痛及引流有关。

（4）并发症：出血、乳糜瘘、放化疗不良反应。

（二）护理目标

（1）患者焦虑、恐惧症状减轻，能积极配合治疗及护理。

（2）患者痰液稀薄、减少易咳出，呼吸道通畅。

（3）患者主诉不适症状减轻或消失，能够正常睡眠、呼吸。

（4）患者能够主动应对自我形象紊乱。

（5）患者未发生并发症或并发症得到有效治疗和控制。

（三）化疗护理

1.化疗前

（1）做好心理疏导，解除化疗恐惧。

（2）仔细、耐心地向患者讲解化疗方案、药物、治疗周期、治疗作用、药物的毒副反应。

（3）向患者讲解化疗药物对血管的刺激性以及保护血管的重要性。

（4）评估患者的血管并合理有计划地使用患者血管。

（5）讲解 PICC 置管的目的、方法、优缺点、注意事项，并建议刺激性大的化疗药应选择深静脉置管，避免发生化学性静脉炎和局部组织坏死的危险。取得家属和患者的信任和同意后，给以 PICC 或 CVC 置管。

2.化疗期间

（1）再次讲解化疗药物的刺激性、治疗作用、毒副反应。

（2）选择粗、直、避开关节部位的血管，建立安全的静脉输入通道，保持输液通畅。

（3）指导患者正确保护血管的方法，嘱咐患者输液肢体制动，不能自行调节输液滴速，避免输液进餐或如厕引起的回血堵塞输液通道。

（4）教会患者观察穿刺部位有无红肿疼痛、渗出等症状。

（5）加强巡视，严格床头交接班，观察药物的毒副反应，并给以及时处理。

（6）指导患者进食清淡、易消化的饮食，并建议患者早餐早进、晚餐晚进。

（7）漱口以预防恶心、呕吐等消化道不良反应的发生。

（8）加强安全指导，防止患者跌倒、碰撞而引起出血和骨折。

3.化疗后护理

加强营养，指导患者进食清淡、富含有维生素的饮食；定期复查血常规、生化指标；外出戴口罩，防止感冒，预防感染。

八、出院指导

1.饮食指导

进食高蛋白、高热量、富含维生素及膳食纤维的软食。

2.活动指导

头颈部在制动一段时间后，可开始逐步练习活动，促进颈部的功能恢复。

3.康复指导

行颈淋巴清扫术后的患者，应指导患者在站立时将患者肢体用三角巾悬吊或用健侧手臂托起，坐位时用枕垫高 20cm 或放在椅子的扶手上，防止斜方肌被牵拉，随时注意使患肢高于健侧，以矫正肩下垂的趋势，功能锻炼至少持续至出院后 3 个月。

4.定期复查

教会患者自行检查颈部，若发现结节、肿块及时就诊；出院后定期门诊复查。

第三节　食管癌

一、概述

全世界每年约有 30 万人死于食管癌，我国是世界上食管癌的高发国家，90%以上为鳞癌，好发年龄为 50~69 岁，病死率随年龄增大而升高；男女之比为 2∶1。病死率居世界之首（23.53/10 万），我国六大食管癌高发区：河南林县、太行山区、苏北地区、大别山区、川北地区、潮汕地区。

食管癌病程短、恶性程度高，产生下咽哽噎的症状，食管下段癌常累及贲门，治疗时都是采用开胸手术。食管癌绝大部分对放射线较为敏感，所以食管癌可采用术前、术后，甚至单纯放疗进行治疗，预后亦较好。

二、发病原因

食管癌的病因虽尚未完全明了，一般认为食管癌的发生可能与以下多种因素有关。

1.食管慢性刺激

（1）饮食习惯及真菌污染：粮食、酸菜及霉变食物中某些真菌及其代谢物是食管癌的重要危险因素。进食过快、食物粗糙及好饮浓茶、三餐不定时等也与食管癌发病有关。

（2）长期吸烟：吸烟可能也是我国食管癌发生不可忽视的促癌因素。许多研究表明，烟草是一种致癌物质，其对人体的危害是多效应的，烟草中的致癌物质有可能随唾液或食物下咽到食管或吸收后作用于食管引起癌变。

（3）饮烈性酒：酒本身可能并不直接致癌，但有促癌作用。酒精可以作为致癌物的溶剂，促进致癌物进入食管，造成食管黏膜损伤，为食管癌的发生创造条件。

（4）食物缺乏：蛋白质和新鲜蔬菜摄入不足致使维生素不足，食物中钼、铜、铁锌、镍等微量元素不足。

2.病毒的作用

目前研究的病毒主要为人乳头状瘤病毒和 EB 病毒。

3.遗传因素

食管癌患者中有癌家族史的比例显著高于对照组，提示食管癌发病存在遗传倾向，遗传因素可能是发病的一个重要危险因素。

三、病理

食管癌可分为早期和中晚期两大类。早期食管癌是指原位癌（上皮内癌）和早期浸润癌。后者癌组织侵入黏膜下层，但尚未侵及肌层。

（一）早期食管癌

主要病变局限于食管壁的浅层，除少数乳头状肿瘤外，均无明显的肿块而表现为黏膜病变，一般将早期食管癌划分为以下四型。

1.隐伏型

病变处食管黏膜周围正常，食管黏膜平齐，在新鲜标本可见病变处黏膜色泽较正常深，呈粉红色，黏膜内毛细血管扩张充血，表现为轻度充血斑或黏膜皱襞。

2.糜烂型

病变处食管黏膜略凹陷或轻度糜烂，糜烂处色泽较深，边缘不规则呈地图状，周围正常黏膜分界清。

3.斑块型

病变处食管黏膜略肿胀隆起，表面粗糙不平，色较灰暗，呈苍白色，有时可见小的糜烂区。

4.乳头型

肿瘤呈明显结节状隆起，病变处食管黏膜呈乳头状或蕈伞状向食管腔内凸出，直径为1~3 cm，周围正常黏膜分界清，表面一般比较光滑，可有小的糜烂，有时有灰黄色炎性分泌物覆盖，偶有糜烂。

（二）中晚期食管癌

1.髓质型

肿瘤多已侵犯食管壁的全层，致管壁明显增厚，累及食管周径之大部或全周，癌上下缘呈坡状隆起，表面常有深浅不一的溃疡，肿瘤切面灰白，如脑髓样。

2.蕈伞型

瘤体为卵圆形，呈蘑菇样向食管腔内凸起，隆起边缘部分周围食管黏膜境界清楚。瘤体表面多有浅溃疡，底凹凸不平，常覆盖一层褐色炎性渗出物。

3.溃疡型

瘤体表面有较深溃疡，形态大小不一，溃疡一般深入肌层，有的甚至侵入食管周围纤维组织。

4.缩窄型

瘤体形成明显的环形狭窄，累及食管全周，瘤体正常组织分界不清，长度不超过5cm，表面糜烂，近侧食管腔显著扩张。另有少数食管癌标本，呈息肉样凸向食管腔内，故有作者认为，这是食管癌的另一种类型——腔内型。

四、临床表现

（一）早期表现

早期食管癌局限于食管的黏膜层或黏膜下层，在发病初期并无特异性的临床症状或无任何症状。由于症状轻微，易被忽视，造成严重后果。

1.食管内异物感

异物感的部位多与食管病变相一致，随着病情的发展，相继出现咽下食物哽噎感，甚至疼痛等症状。

2.食物通过缓慢和停滞感

咽下食物后，食物下行缓慢，并有停滞感觉。发生部位以食管上、中段者较多，开始往往轻微，逐渐加重，并伴发其他症状。

3.胸骨后疼痛、闷胀不适或咽下痛

疼痛的性质可呈烧灼样、针刺样或牵拉摩擦样。初始阶段症状较轻微，且只是间断出现，每次持续时间可能很短。

4.咽部干燥紧缩感

可能由于食管病变反向地引起咽食管括约肌收缩，而产生的一种异常感觉。

5.剑突下或上腹部疼痛

表现为持续性隐痛或烧灼样刺痛，多在咽下食物时出现，食后减弱或消失病变部位不一致。

（二）中晚期食管癌

当肿瘤累及食管壁的全层并侵犯食管周围的组织结构或者器官时，患者在临床上出现一系列有关的相应晚期症状和体征。

1.吞咽困难

吞咽困难是进展期食管癌的主要症状，也是最常见的主诉，约90%的患者有这一症状，进行性吞咽困难，甚至完全不能进食。

2.疼痛

部分患者在吞咽食物时有咽下疼痛、胸骨后或肩胛间疼痛。

3.声音嘶哑

当癌组织侵及或压迫喉返神经，发生声带麻痹，患者出现声音嘶哑甚至失音，多见于食管上段癌累及左侧喉返神经，有时肿大的转移性淋巴结压迫喉返神经。

4.呕吐

常在吞咽困难加重时出现，初起每当哽噎时吐，以后每逢进食即吐，严重时不进食亦吐。

5.体重减轻

约40%的患者有体重减轻，主要与吞咽困难、呕吐及疼痛有关，也和肿瘤本身引起的消耗有关。

（三）转移途径

1.食管壁内扩散

食管癌旁上皮的底层细胞癌变或原位癌，是癌瘤的表面扩散方式之一。癌细胞还常沿食管固有膜或黏膜下层的淋巴管浸润。

2.直接浸润邻近器官

食管上段癌可侵入喉部、气管及颈部软组织，甚至侵入甲状腺。中段癌可侵入支气管，形成支气管食管瘘；也可侵入胸导管、奇静脉、肺门及肺组织，部分可侵入主动脉而形成食管主动脉瘘，引起大出血而致死。下段食管癌常可累及贲门及心包。总计食管邻近器官直接受累者约占食管癌患者总数的1/2，易受累脏器依次为肺及胸膜、气管及支气管、脊柱、心及心包、主动脉、甲状腺及咽喉等。

3.淋巴转移

淋巴转移比较常见，占病例的 2/3。中段食管癌常转移至食管旁或肺门淋巴结，也可转移至颈部、贲门周围及胃左动脉旁淋巴结。下段食管癌常可转移至食管旁、贲门旁、胃左动脉旁及腹腔等淋巴结，偶可至上纵隔及颈部淋巴结。淋巴转移部位依次为纵隔、腹部、气管及气管旁、肺门及支气管旁。

4.血行转移

血行转移多见于晚期患者。最常见转移至肝（约占 1/4）、肺（约占 1/5），其他脏器依次为骨、肾、肾上腺、胸膜、网膜、胰腺、心、肺、甲状腺和脑等。

五、辅助检查

1.电子胃镜检查

由于治疗食管癌的关键是早期发现、早期治疗，因此凡年龄在 50 岁以上，出现进食后停滞感或咽下困难者要及时做胃镜检查。胃镜检查可以直接观察到微小病变，同时可以方便地钳取病灶组织进行病理检查，是目前食管癌诊断的主要检查手段。

2.上消化道造影

上消化道造影可确定病灶部位、大小及外侵情况。食管拉网细胞学检查是目前诊断早期食管癌和贲门癌的可靠方法之一，即受检者经口将细胞采集器吞入食管内，将网状气囊充气后再拉出，用网囊上的分泌物做涂片，进行显微镜检查，为避免误诊，要求进行两次以上的检查；对食管造影及拉网细胞学检查不能定性或定位时，需行食管纤维镜检查，并钳取活组织进行显微镜检查确诊。

3.胸部 CT

目的主要是观察食管癌是否有食管外的转移或扩散，如果明确其他器官也有肿瘤，说明食管癌已属晚期，治疗方案不同，外科手术不作为主要的方法。

六、治疗

1.手术治疗

手术治疗是早期和较早期食管癌的最佳选择，手术切除成功率达100%，5年以上生存率达90%。中、晚期食管癌须行手术放疗、化疗免疫等综合治疗方法，进一步提高疗效，减少复发和转移，或改善生活质量，延长寿命。

2.放射治疗

因内科疾病不能或不愿手术者，T分期偏晚，但无淋巴结转移者，术前放疗能提高切除率、降低术后淋巴结转移率，对已失去手术机会的中晚期患者，可行根治性/姑息性放疗，手术失败、姑息性手术后、术后高危者，术后局部复发者。

3.化学治疗

化学治疗常简称为化疗，是指使用化学药物杀灭癌细胞达到治疗目的。在行化疗之前，医生会仔细评估患者的身体条件及合并疾病情况：化疗开始前1周内行血常规、肝肾功能、心电图等检查。

（1）新辅助化疗：手术之前进行的化疗称为"新辅助化疗"，可以使肿瘤缩小，为手术创造条件，还可以杀死微小转移病灶（病灶直径小于1 mm的病灶）。

（2）同步放化疗：化疗可以与放射治疗同时进行，称之为"同步放化疗"，同步放化疗是治疗不可切除性食管癌患者最重要的治疗方法：对于部分食管癌患者，同步放化疗后患者可以获得手术机会，有可能达到根治效果。

（3）辅助化疗：手术之后给予的化疗，称之为"辅助化疗"，对于食管鳞癌患者是否应当进行辅助化疗目前还有争议。

（4）姑息性化疗：化疗还可以应用于手术、同步放化疗后复发的患者，或者是转移性食管癌的患者，称为"姑息性化疗"，可使患者的生存期延长。

七、护理

（一）化疗前期

1.做好护理评估

当患者被确定需化疗时，化疗之前护理人员应对患者的性别、年龄、心理状态、体质状况及疾病史做初步的分析评估。患者容易产生紧张恐惧、焦虑等不良情绪，从而降低了机体对恶心呕吐的耐受力。

2.心理护理

对首次接受化疗的患者，护士应解释化疗的目的、方法以及治疗可能出现的不良反应，使患者了解有关知识，但不必过于强调对待恶心呕吐的方法处理，以免人为造成患者紧张心理，产生不良效果。

3.饮食指导

化疗药物在杀伤肿瘤细胞的同时，对正常细胞同样有杀伤作用。因此，化疗后对机体的损害是较大的，患者在接受化疗前可适当地补充营养，鼓励多进高蛋白、高热量、高维生素、易消化的食物，选择适合患者口味、注意色香味的搭配，避免油腻、辛辣的食物。为化疗打下较好的身体基础。

（二）化疗期间护理

1.创造良好环境

保持病室内的整洁安静，为患者营造舒适、轻松的环境。同时要减少各种不良的刺激，如污物、药物、气味等，尤其是与化疗药稀释后的颜色相同的食物，应尽量避免，以防产生不良的条件反射。当患者出现呕吐时，要给予安慰，协助患者坐起，呕吐后帮助患者用温水漱口，及时清理呕吐物。

2.掌握用药时间

在睡眠中给药可预防化疗所致的呕吐，因此对呕吐频繁者可采取午睡时给药。静脉化疗于餐后 3~4 h 用药较适宜，此时胃充盈度小，胃内压力低，发生呕吐症状少。

3.饮食清淡少量

化疗时恶心呕吐使交感神经兴奋性增高，抑制消化腺分泌和胃肠平滑肌的蠕动，直接抑制了消化机能，这时患者常无进食的生理和心理要求，护士不必强求患者多进食，饮食给流质或半流质，如稀饭、清汤、粥等，少量多餐。

4.观察药物不良反应

化疗药引起恶心呕吐时常伴有唾液分泌增加、心动过速、出冷汗、头晕眼花等症状，剧烈呕吐可导致嘴唇干燥、唾液黏稠、尿色暗黄、极度口渴等脱水症状，同时止吐药也会产生头痛、嗜睡、肌肉强直等不良反应。因此用药期间护理人员应严密观察上述症状，做好详细记录，对症状严重者应汇报医生，以便及时调整药物剂量和给药间隔时间。对脱水患者要注意保持水电解质及酸碱平衡。

（三）化疗后期护理

通常化疗一疗程结束后，恶心呕吐症状也随之消失。但也有个别患者恶心呕吐会延迟发生在化疗后 24 h，甚至持续几天。因此护士仍应关心患者，多与患者交谈，劝其适当起床活动，摆脱化疗时不适的阴影，使机体在化疗后能尽快地康复。

八、出院指导

（1）出院后注意劳逸结合，避免劳累，鼓励患者参加一些社会活动，调节情绪。

（2）劝导患者坚持戒烟、洒。

（3）注意营养和饮食的调理，避免进过热、过冷的食物。

（4）加强口腔卫生，每次饭后饮水冲洗食管。

（5）少数患者可能会出现上腹饱胀、腹泻、吐酸水等症状，可服用吗丁啉 20 mg，一次 2 片，一天 3 次。如用药后症状仍不缓解，患者应到医院诊治。

（6）根据医嘱，应按时复诊，坚持规范性治疗。

第四节 转移性骨肿瘤

一、概述

骨转移瘤是原发于其他脏器的恶性肿瘤，经血运或其他途径转移到骨骼的肿瘤，好发于40~60岁。骨是恶性肿瘤第三好发转移部位，仅次于肺和肝脏，几乎各种恶性肿瘤均可发生骨转移，常见的原发灶有前列腺癌、乳腺癌、肺癌、甲状腺癌、肾癌；也可来自消化系统，如胃癌、肝癌；女性生殖系统的宫颈癌；卵巢癌等也可有骨转移，但较少见。儿童的骨转移性肿瘤较少，可来自神经母细胞瘤。随着肿瘤治疗水平的提高，肿瘤患者的生存期显著延长，转移性骨肿瘤的发生率呈增长趋势。转移性骨肿瘤主要分布在中轴骨上，如脊柱、骨盆和肋骨，是临床需要解决的一个重要问题。以骨病损为主要表现，而原发器官无明显异常，即有找不到原发灶的可能。好发部位为躯干骨，如椎体、骨盆等。

二、临床表现

骨转移瘤的临床表现具有多样性，一般来说，肿瘤恶性程度越高，年龄越小，转移越早。骨转移瘤的主要症状是骨痛、软组织肿块、病理性骨折、脊髓压迫、高钙血症。

1.疼痛

疼痛是脊柱肿瘤患者最常见、最主要的症状。疼痛可以是深层钝痛，持续性痛，活动无关，在夜间及休息时均无缓解，一般是晚上痛醒，醒后略加活动后疼痛可减轻，所以夜间静息痛是一个特征，用止痛药可以缓解。

2.肿块

以肿块为首发表现的患者并不常见，转移性脊柱肿瘤由于原发病灶存在，且转移肿瘤一般恶性程度较高，生长比较迅速，易于诱发脊柱疼痛和神经症状等，故多数在形成较大包块前即可被发现。部分脊柱肿瘤患者在脊柱区以外的其他部位可以发现有肿块的存在，如恶性淋巴瘤等，此时，触及的包块往往不对称，大小不一。

3.病理性骨折

10%~30%的乳腺癌患者骨转移出现病理性骨折，骨折部位最常见于长骨近端，其中半数以上发生在股骨。

4.畸形

脊柱肿瘤导致的脊柱畸形并不少见，其主要机制为：肿瘤对椎体或附件的破坏，脊柱周围组织的痉挛性反应，以及肿瘤体积较大对周围结构形成挤压等。常见的脊柱畸形有脊柱侧凹或后凸畸形。严重的脊柱畸形可造成脊髓压迫，致使脊髓扭曲而产生脊髓病。脊柱畸形也可以压迫椎间孔的神经根而出现神经根痛。

5.脊髓压迫

脊髓压迫常见于乳腺癌骨转移 20%~30%，肺癌骨转移 10%，伴有腰疼的患者如果脊柱 X 线出现异常改变，就要警惕脊髓压迫的可能。

6.神经功能障碍

当肿瘤压迫或侵犯脊髓、神经根或椎旁神经丛时会出现相应的神经功能障碍，表现通常为神经支配区 II 的疼痛、感觉运动障碍及自主神经功能紊乱。

7.高钙血症

高钙血症是骨转移癌的致死原因之一，血钙增高的原因有以下几点。

（1）患者极度衰弱，蛋白降低，血中游离钙增高。

（2）骨转移瘤可以释放钙离子。

（3）长期卧床脱钙。

（4）病灶内类甲状腺素的分泌升高，血钙可以增高。

三、辅助检查

（一）实验室检查

1.一般实验室检查

包括红细胞沉降率、肝肾功能、血清钙、血磷、尿钙及尿磷等。溶骨性骨转移先在尿内有尿钙显著增多，若病情进展，血钙将进一步增高。

2.生化标志物

生化标志物包括酸性磷酸酶（ACP）、碱性磷酸酶（AKP）、尿本周蛋白等。当骨骼有正常形成或异常成骨时，如骨折愈合、骨肉瘤、成骨性转移性肿瘤、畸形性骨炎等，AKP将会增高。血清 ACP 增高，多见于前列腺癌转移。血尿本周蛋白增高常见于骨髓瘤。

3.肿瘤标志物

多发性骨髓瘤患者可出现尿和血清中 M 蛋白。转移性肿瘤根据原发肿瘤的不同，可有一些不同的肿瘤相关标志物，如结直肠癌患者血清 CEP、CA199、CA120 多为阳性，前列腺癌患者血清 PSA 多为阳性。

（二）影像学检查

1.X 线检查

X 线片简便、低廉，仍是目前肿瘤诊断主要、首选的常规检查方法。对于可能发生病理性骨折造成脊髓压迫、移位可能性大和全身情况较差者，如果必须检查，应由医师陪同进行。摄片时由患者自己做伸屈运动，不能施加外力，以避免加重脊髓损伤。脊柱肿瘤可在 X 线片上出现成骨性、溶骨性和混合性表现。

2.CT 扫描

CT 扫描图像具有较高的密度分辨率，可直接显示 X 线片无法显示的器官和病变，是诊断骨肿瘤的重要手段。

3.MRI 检查

MRI 检查是诊断脊柱转移瘤的重要手段。

4.放射性核素检查

放射性核素骨显像对于骨软组织肿瘤的诊断具有高灵敏度、资料准确安全、简便、灵敏等优点，便于临床应用，目前已成为临床在诊断脊柱肿瘤（尤其是骨转移瘤）和随访治疗效果中一种有力的手段。

5.数字减影血管造影

数字减影血管造影（DSA）可清晰地显示肿瘤的主要供血动脉来源及其分支、侧支循环状况和血管分布。

四、治疗

（一）非手术治疗

（1）放疗。

（2）化疗。

（3）放射性核素疗法。

（4）麻醉镇痛药物疗法。

（5）内分泌疗法。

（6）超声疗法。

（7）分子生物学疗法。

（8）其他疗法。

（二）手术治疗

手术治疗多为姑息性治疗，以减压为主，辅以内固定。

五、护理

（一）护理评估

1.全身状况

（1）营养，是否有恶病质，食欲如何。

（2）脊柱及四肢感觉运动，脊柱生理弯曲是否存在，四肢关节运动是否畸形，是否有截瘫。

2.健康史

（1）病史、发病时间、主要症状、发病过程、治疗情况、疼痛性质、时间、是否有夜间痛、服用何种止痛药、效果如何。

（2）既往健康状况，有无其他恶性肿瘤或慢性病史，如慢性前列腺炎、乳腺疾病。

（3）家族史，家族人员是否有恶性肿瘤史。

3.心理—社会

患者是否有悲观、忧虑、绝望、轻生的心理。家属对疾病的认识如何，以便针对性疏导。

4.常见的护理问题

（1）焦虑，恐惧，预感性悲哀。

（2）疼痛。

（3）睡眠形态紊乱。

（4）营养失调，低于机体需要量。

（5）自理能力下降。

（6）潜在并发症，病理性骨折、截瘫。

（二）护理措施

1.心理护理

转移性骨肿瘤患者在晚期会出现恶病质和全身衰竭，随时会有生命危险。患者极度痛苦，恐惧，绝望，应根据患者的心理特点，有针对性地实施护理。

（1）明确诊断和治疗计划，适时地告诉患者诊断结果，有以下优点：①有利于患者进入角色，调节自我，更好地配合检查和治疗；②能够使患者现实地对待余生，提高生活质量，努力发挥余热；③有利于患者减少心理冲突，减少对死亡的恐惧。对于性格内向，情感脆弱，意志薄弱，无法面对现实，不能接受这一诊断者，为避免心理上的强烈反应也可不告知诊断和治疗计划。

（2）合理满足患者的心理需要：①关心体贴患者。创造融洽的气氛及舒适安全的环境，以取得患者的信任感及安全感。②介绍医疗进展情况。适时向患者介绍疾病相关知识，放射治疗及化学药物治疗的效果、不良反应和防治措施；介绍成功病例，使患者树立战胜疾病的信心。③暗示性心理护理。晚期癌症患者，常存在持续性、顽固性疼痛，护士在给止疼剂的同时，以言语替代，如这种新药效果很好，你的疼痛很快就会减轻。通过暗示性的护理，能收到明显疗效。

（3）倡导积极健康的行为安排患者欣赏音乐，读书，让患者感到生活有一种新鲜感，在愉快忘我的心境中提高机体免疫能力，促进病情康复。

（4）做好患者家属和单位领导的思想工作，使单位领导和家属主动关心、支持、护理患者，从而消除患者孤独、绝望、被遗弃感，增强患者抗病能力。

2.基础护理

对衰竭、长期卧床、肢体瘫痪者加强基础护理，预防并发症。

（1）呼吸系统护理：指导患者做深呼吸，有效咳嗽，以保持呼吸道通畅，预防坠积性肺炎。

（2）留置导尿管的护理：每日用 0.5%碘伏消毒尿道口 2 次，每日更换引流袋 1 次。

（3）皮肤护理：消瘦、瘫痪者用气垫床，每 2 h 翻身 1 次，并用 50%红花酒精按摩受压部位，保持床单清洁干燥，预防压疮。

（4）功能锻炼：指导患者做四肢主动运动，协助患者做四肢被动运动，如抬高下肢，屈伸膝关节、肘关节、趾关节。

3.营养支持

转移性骨肿瘤患者，由于肿瘤的不断生长，对机体营养物质的消耗增加，致使体重下降，引起负氮平衡，最后出现全身衰竭的恶病质表现，应加强营养，给予高蛋白、高热量、维生素丰富、易消化饮食，多食蔬菜、水果、粗粮，多饮水，防止便秘。化疗患者饮食要清淡，让家属多做些患者喜欢吃的饮食，促进食欲。高钙血症者，进低钙饮食，限制牛奶及奶制品摄入；增加输液，准确记录出入量，使每日尿量不少于 3000 mL；测量体重变化，每周测量体重一次。

4.疼痛的护理

本病疼痛是局部固定的、持续性的，剧烈顽固的疼痛，尤以夜间明显，且活动时（如改变体位、行走等）加重，休息时缓解。故嘱患者尽量减少患处活动，保持舒适体位，各种护理操作尽量集中完成，避免触及痛处。协助患者使用松弛术，如听音乐、默默数数，以分散注意力。嘱患者晚餐少食、少水，睡前排空尿液、热水泡脚。患者对疼痛的恐惧甚至大于死亡，为提高其生存质量，应及时有效地控制疼痛。因疼痛影响睡眠者，遵医嘱应用镇静止痛药，促进睡眠。并告诉患者正确的用药方法及按时按量用药的重要性，使患者主动配合药物治疗。

（三）化疗的护理

化疗的不良反应除骨髓抑制外，还有消化道反应、口腔炎、静脉炎、肾毒性、心脏毒性等。护理上要注意观察。

1.消化道症状

有无恶心、呕吐、便秘等。化疗期间嘱患者进清淡少油腻食物，避免进不新鲜或有异味的食物，少食多餐。化疗前 1 h 勿进饮食，以免胃扩张增加恶心、呕吐发生率。按时静脉注射止吐药物。便秘者在病情允许的情况下，可适当增加活动量，晨起、睡前按摩腹部，多食新鲜富含纤维素的食物。无糖尿病者可喝适量蜂蜜，必要时遵医嘱给导泄剂或灌肠。

2.泌尿系症状

有无尿频、尿血、排尿困难。应用顺铂、环磷酰胺时从静脉大量补液，每日在 2000 mL 以上，并给予利尿。嘱患者多饮水，使患者每 1 h 尿量在 100 mL 以上。记录 24 h 尿量。

3.静脉炎

静脉有无红、肿、热、痛等不适。化疗时选择粗、直、易固定的血管；在滴注过程中随时观察穿针部位有无肿胀、疼痛。用生理盐水或葡萄糖 250 mL 冲洗残留于血管壁上的化疗药物。

4.观察口腔情况

口腔黏膜有无发白及出血点，牙龈有无肿胀，舌面有无发红，腭有无破损、疼痛。嘱患者化疗期间早、晚刷牙，饭后漱口。有口腔溃疡者，用菊花茶或金银花茶漱口。溃疡膜根据口腔 pH 值选用合适的溶液行口腔护理，亦可局部涂干扰素、复合维生素 B。

5.并发症的预防

肿瘤骨转移的患者，因其治愈率极低，为了使患者能较为舒适地度过其有限的时间，护理人员应耐心细致地做好基础护理，尽量满足患者的需要，使其舒适、愉快，从而帮助患者建立生存的希望。同时应预防病理性骨折，如本人活动时要有保护措施。

（四）康复护理

1.转移性骨肿瘤

虽然已属晚期，但积极治疗仍有很大意义。患者对治疗的态度是影响生活质量的重要因素。患者如果动员自己体内的力量来抵抗癌症，必将有助于改善病情或促进痊愈。当患者病情改善时，哪怕是微小的好转，都要告诉患者，使患者在心理上得到安慰和支持，只要患者对治疗有信心，就可以产生积极的效应。

2.家人支持与鼓励

家属表示对患者的关心和爱护，给家属和患者提供沟通机会。告诉患者及家属不能用力按摩挤压肿瘤部位，不能热敷和理疗，不能涂药油和刺激性药膏，不能随便使用中药外敷。骨肿瘤的患者接受化疗、放疗后，骨髓抑制，机体抵抗力下降，容易发生感染，应告诉患者和家属保护性隔离的基本方法。尽量不要到人多的公共场所去，避免呼吸道感染；保护皮肤不受创伤，避免化脓性感染；讲究卫生，保持会阴部清洁，防止泌尿系统感染。

第三章　内科其他常见疾病护理

第一节　肝硬化

肝硬化是一种以肝组织弥漫性纤维化、假小叶和再生结节形成为特征的慢性肝病。临床上常以肝功能损害和肝门静脉高压为主要表现，晚期常出现消化道出血、肝性脑病等严重并发症。本病是我国常见疾病和主要死亡病因之一。发病高峰年龄在 35~48 岁，男女比例为（3.6~8）：1。

一、病因与发病机制

肝硬化由多种病因引起，我国以病毒性肝炎为主要原因，国外以酒精中毒多见。

1.病毒性肝炎

通常由慢性病毒性肝炎逐渐发展而来，主要见于乙型、丙型和丁型肝炎病毒重叠感染。而甲型、戊型病毒性肝炎不演变为肝硬化。

2.酒精中毒

长期大量酗酒，乙醇、乙醛（乙醇中间代谢产物）的毒性作用引起酒精性肝炎，可逐渐发展为酒精性肝硬化。

3.血吸虫病

长期或反复感染血吸虫，虫卵沉积在汇管区，引起纤维组织增生，导致肝纤维化和肝门静脉高压症。

4.胆汁淤积

肝外胆管阻塞或肝内胆汁淤积持续存在时，可引起原发性或继发性胆汁性肝硬化。

5.循环障碍

慢性充血性心力衰竭、缩窄性心包炎等可致肝长期瘀血，肝细胞缺氧、坏死和纤维组织增生，逐渐发展为肝硬化。

6.其他

患慢性炎症性肠病、长期营养不良可引起肝细胞脂肪变性和坏死；某些代谢障碍疾病可引起代谢产物沉积在肝脏，也损害肝细胞，久之可发展为肝硬化；长期反复接触化学毒物如四氯化碳、磷、砷等，可引起中毒性肝炎，最终演变为肝硬化。

二、临床表现

本病一般起病隐匿，病程发展缓慢，潜伏可达3~5年甚至更长。临床上将肝硬化分为肝功能代偿期和失代偿期，但两期界限常不清。

1.代偿期

症状轻且无特异性，常以疲乏无力、食欲减退为主要表现，可伴腹胀、恶心、轻微腹泻等。多因劳累或发生其他疾病时症状明显，休息或治疗后可缓解。轻度肝大，质地变硬，轻度脾大。

2.失代偿期

主要表现为肝功能减退和肝门静脉高压症。

（1）肝功能减退的表现。①全身症状：营养状况较差，消瘦乏力，可有低热，皮肤干枯，面色灰暗无光泽（肝病面容）。②消化道症状：食欲明显减退，可有厌食，进食后常感上腹饱胀不适、恶心、呕吐；稍进油腻肉食易引起腹泻。③出血倾向和贫血：有皮肤紫癜、鼻出血、牙龈出血或胃肠道出血等倾向，这与肝合成凝血因子减少、脾功能亢进和毛细血管脆性增加等有关。患者常有贫血，与营养不良、肠道吸收障碍、脾功能亢进以及胃肠道失血等因素有关。④内分泌紊乱：由于肝功能减退，肝对雌激素灭活能力减退，雌激素在体内蓄积，抑制垂体的分泌功能，使雄激素分泌减少。雌激素增多、雄激素减少时，男性患者可有性欲减退、睾丸萎缩、乳房发育等；女性有月经失调、闭经等。患者面颈、上胸、上肢部位可见蜘蛛痣；在手掌大小鱼际及指端腹侧有红斑，称为肝掌，这些均与雌激素增多有关。由于肝功能减退，醛固酮和抗利尿激素灭活作用减弱，可致继发性醛固酮和抗利尿激素增多，使水钠潴留，对腹水形成起重要促进作用。

（2）肝门静脉高压症的表现。脾大、侧支循环的建立和开放、腹水是肝门静脉高压的三大表现，其中侧支循环开放对诊断肝门静脉高压有重要意义。①脾大。多为轻、中度肿大，由于脾瘀血所致。晚期脾大常伴白细胞、血小板和红细胞计数减少，称为脾功能亢进。②侧支循环的建立和开放。临床上有 3 支重要的侧支开放：食管和胃底静脉曲张，是由于肝门静脉系的胃冠状静脉和腔静脉系的食管静脉等开放沟通，肝门静脉压力明显增高，粗糙坚硬食品的机械损伤或剧烈咳嗽、呕吐致腹内压突然增高，可引起曲张静脉破裂导致出血；腹壁和脐周静脉曲张，是由于肝门静脉高压时脐静脉重新开放，表现为脐周与腹壁纡曲的静脉；痔静脉扩张，是肝门静脉系的直肠上静脉与下腔静脉的直肠中、下静脉沟通，可扩张形成痔核，破裂时引起便血。③腹水。是肝硬化最突出的临床表现。患者常有明显腹胀感，大量腹水时可出现呼吸困难、脐疝及双下肢水肿，腹部膨隆呈蛙腹状，腹壁皮肤绷紧发亮，叩诊有移动性浊音，部分患者还可出现胸腔积液。

（3）肝触诊。早期肝表面尚光滑，质地变硬；晚期可触及结节或颗粒状，一般无压痛，伴有肝细胞坏死或炎症时可有轻压痛。

3.并发症

包括上消化道出血，肝性脑病，感染，功能性肾衰竭，原发性肝癌以及水、电解质、酸碱平衡紊乱及肝肺综合征。

三、实验室检查

1.血常规

代偿期多正常，失代偿期可有贫血，脾功能亢进时白细胞和血小板计数减少。

2.尿常规

黄疸时尿胆红素阳性，有时可有管型尿、血尿，尿蛋白阳性。

3.肝功能检查

代偿期各项指标可正常或轻度异常。失代偿期丙氨酸氨基转移酶（ALT）增高、清蛋白降低、球蛋白增高，凝血酶原时间延长。重症者血胆红素可增高。

4.免疫学检查

免疫球蛋白 IgG 增高最为显著，50%以上的患者 T 淋巴细胞低于正常，部分患者体内出现自身抗体如抗核抗体。

5.腹水检查

呈漏出液，若合并原发性腹膜炎时，可呈渗出液。

6.其他检查

食管吞钡 X 线检查可见食管或胃底静脉曲张。肝穿刺活组织检查可确诊为肝硬化，腹腔镜检查可见肝表面呈结节状改变，取活体组织可协助确诊。内镜检查可见静脉曲张部位及其程度，并可进行止血和预防止血治疗。超声波检查可示肝脾大小及外形、肝门静脉有无高压等。

四、治疗

本病关键在于早期诊断，针对病因和症状进行治疗，以缓解和延长代偿期，对失代偿期患者主要是对症治疗、改善肝功能及并发症治疗。

1.支持治疗

失代偿期患者进食不佳，应静脉输入高渗葡萄糖，并加维生素 C、胰岛素、氯化钾等，必要时可应用复方氨基酸、人血白蛋白或输新鲜血。

2.药物治疗

目前尚无特效药物，平日可用多种维生素（包括维生素 K）及消化酶，也可采用中西药联合治疗。

3.腹水的治疗

（1）限制钠、水的摄入：进水量限制在 1000 mL/d 左右，盐的摄入限制在 1.2~2 g/d，对部分患者可产生利尿、腹水消退作用。

（2）增加钠、水的排泄：目前主张螺内酯和呋塞米联合应用，螺内酯为保钾利尿药，氢氯噻嗪或呋塞米为排钾利尿药，可起协同作用，并减少电解质紊乱。利尿不宜过猛，以每天体重减轻不超过 0.5 kg 为宜，以避免诱发肝性脑病、肝肾综合征。

（3）放腹水并输注人血白蛋白：大量腹水引起腹胀、呼吸困难、行走困难时，为减轻症状可做穿刺放腹水。单纯放腹水只能临时改善症状，因放腹水会丢失蛋白质，短期内腹水又迅速复原，故同时静脉输注人血白蛋白，可提高疗效。

（4）提高血浆胶体渗透压：每周定期输注新鲜血或人血白蛋白、血浆，对恢复肝功能和消退腹水有帮助。

（5）腹水浓缩回输：放出腹水，通过浓缩处理后再静脉回输，不但可消除水、钠潴留，还能提高血浆清蛋白浓度及有效血容量，并能改善肾血液循环，对顽固性腹水的治疗提供一种较好的方法。不良反应有发热、感染、电解质紊乱等。但有感染的腹水不可回输。

4.手术治疗

各种分流术和脾切除术；经颈静脉肝内门体分流术（TIPS）等。

5.肝移植手术

是晚期肝硬化的最佳治疗方法，可提高患者存活率。

五、护理

1.基础护理（包括生活、饮食、环境、心理护理以及护患沟通等）

（1）休息：代偿期应适当减少活动，可参加轻工作；失代偿期应以卧床休息为主。大量腹水者可取半卧位，以使膈肌下降，减轻呼吸困难。

（2）饮食：给予高热量、高蛋白质、高维生素、易消化食物。肝功能损害显著或有肝性脑病先兆时，应限制或禁食蛋白质；腹水者应限盐或无盐饮食；避免进食粗糙、坚硬食物，禁酒，禁用损害肝脏药物。

（3）心理护理：肝硬化是一种慢性病，症状不易改善，出现腹水后，一般预后较差，

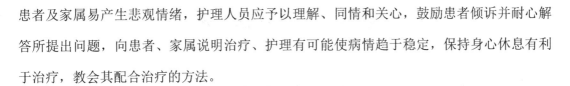

患者及家属易产生悲观情绪，护理人员应予以理解、同情和关心，鼓励患者倾诉并耐心解答所提出问题，向患者、家属说明治疗、护理有可能使病情趋于稳定，保持身心休息有利于治疗，教会其配合治疗的方法。

2.疾病护理

（1）病情观察：定时测量生命体征，监测尿量，观察有无呕血及黑便，性格行为有无异常，若出现异常，应及时报告医生，以便及时处理。

（2）皮肤护理：每日可用温水轻轻擦浴，保持皮肤清洁，衣着宜宽大柔软，经常更换体位，骨隆突处可用棉垫或气圈垫起，以防发生压疮。

（3）避免腹压突然增加：剧烈咳嗽、用力排便可使腹腔压力增加，易诱发曲张静脉破裂出血，同时便秘可诱发肝性脑病，应积极治疗咳嗽及便秘。

（4）腹腔穿刺放腹水的护理：术前向患者解释治疗目的、操作过程及配合方法，测体重、腹围、生命体征，排空膀胱以免误伤；术中及术后监测血压、脉搏、呼吸，了解患者有无不适。术后用无菌敷料覆盖穿刺部位，缚紧腹带，以防止腹穿后腹内压骤降；记录抽出腹水的量、颜色混浊或清亮，将标本及时送化验室检查。

3.健康教育

（1）宣传酗酒的危害，教育病毒性肝炎患者积极治疗，避免发生肝硬化。

（2）讲解疾病的知识、自我护理方法，依病情安排休息和活动、合理的营养，保持愉快的心情，生活起居有规律，做好个人卫生，预防感染。

（3）定期门诊复查，坚持治疗，按医师处方用药，避免随意加用药物，以免加重肝脏负担。

（4）教会患者及家属识别肝硬化常见并发症。例如，当患者出现性格、行为改变等可能为肝性脑病的前驱症状，有呕血、黑便时可能为上消化道出血，应及时就诊。

第二节　原发性肝癌

原发性肝癌是指肝细胞或肝内胆管细胞发生的恶性肿瘤，我国为高发区，在消化系统恶性肿瘤死亡率中位居第三位，位于胃癌和食管癌之后。本病可发生于各年龄段，以 40~49 岁最为多见，男性多于女性，男女之比为 2∶1~5∶1。

一、病因和诱因

本病病因尚未完全确定。

1.病毒性肝炎

原发性肝癌患者中约有 1/3 有慢性肝炎史。流行病学调查发现，肝癌高发区人群的 HBsAg 阳性率高于低发区，而肝癌患者血清 HBsAg 及其他乙型肝炎标志的阳性率也高达 90%，提示乙型肝炎病毒与肝癌高发有明显关系。研究提示丙型病毒性肝炎与肝癌的发病也密切相关。

2.肝硬化

原发性肝癌合并肝硬化者占 50%~90%，主要是在乙型和丙型病毒性肝炎基础上发生，而在欧美国家，肝癌则常发生在酒精性肝硬化的基础上。

3.黄曲霉素

黄曲霉素中的代谢产物黄曲霉素 B_1 有强烈的致癌作用，流行病学调查发现，在粮油、食物受黄曲霉素污染严重的地区，肝癌发病率也较高。

4.其他因素

肝癌的发生还与遗传、水源污染、有机氯类农药、亚硝胺类、华支睾吸虫感染等有关。

二、临床表现

（一）症状与体征

原发性肝癌患者起病较隐匿，早期多无任何临床症状和体征，一般是经 AFP（甲胎蛋

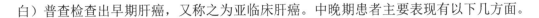

白）普查检查出早期肝癌，又称之为亚临床肝癌。中晚期患者主要表现有以下几方面。

1.肝区疼痛

此为常见的首发症状，多呈肝区持续性刺痛或钝痛。

2.全身症状

可有乏力、进行性消瘦、发热、营养不良和恶病质等。

3.转移灶症状

如咳嗽、咯血、气短、头痛、呕吐和神经定位体征等。

4.体征

最常见的体征是肝大，质地坚硬，表面凹凸不平，有大小不等结节或巨块，边缘不规则，常伴有不同程度的压痛。黄疸常在病程晚期出现。伴有肝硬化门静脉高压者可有脾大、腹腔积液、静脉侧支循环形成等表现。

（二）并发症

多发生在晚期。①肝性脑病是肝癌晚期的严重并发症；②上消化道出血，常因合并食管、胃底静脉曲张破裂时发生呕血和（或）黑便；③肝癌结节破裂出血，当癌结节破裂局限于肝包膜下，可形成压痛性包块，破裂进入腹腔可引起急性腹痛及腹膜刺激征，如果出血量大，还会引起晕厥或休克；④继发感染，原发性肝癌患者因长期消耗或放疗、化疗、长期卧床等，易并发肺炎、败血症、肠道感染等。

三、实验室和其他检查

1.肿瘤标志物——AFP 的检测

甲胎蛋白测定是肝癌早期诊断的重要方法之一，对肝癌的普查、诊断、判断疗效、预测复发等有重要作用，其准确率达 98% 左右。

2.影像学检查

超声显像可显示直径为 2 cm 以上的原发性肝癌，对早期定位诊断有较大价值，结合 AFP 有利于早期诊断；CT 是诊断肝癌较常用的方法，可显示直径 2 cm 以上的肿瘤，如果结合肝动脉造影或注射碘油的肝动脉造影，对 1 cm 以下的肿瘤检出率可达 80%以上，所以为目前诊断小肝癌和微小肝癌的最佳方法；X 线肝血管造影可显示 1~2 cm 的癌结节，结合 AFP 检测结果，可检出早期肝癌；MRI 能清楚地显示肝细胞癌内部结构特征；放射性核素扫描能显示直径 3 cm 以上的肿瘤，有助于肝癌与肝脓肿、血管瘤等相鉴别。

3.其他

如肝穿活检、剖腹探查等方法均可作为肝癌的诊断手段。

四、诊断

凡有肝病史的中年患者特别是男性患者，如有不明原因的肝区疼痛、消瘦、进行性肝大，应做 AFP 测定并选择上述其他检查，争取早期诊断。必要时在超声或 CT 引导下行肝穿刺活检，以明确诊断。

五、治疗

原发性肝癌目前最好的根治方法是手术治疗。诊断明确者应争取尽早手术。如果剖腹探查肿瘤已不适宜于切除，术中可选择肝动脉插管进行局部化学药物灌注或肝血管阻断术，也可以将二者结合，治疗效果优于全身治疗。还可以采用液氮冷冻或激光治疗。有条件的可以进行肝移植。在 CT 或超声定位后，用直线加速或 ^{60}Co 做局部外放射，与化疗以及生物和免疫治疗等联合治疗效果好。

六、常用护理诊断/问题

1.肝区痛

与癌细胞侵犯肝组织、肝包膜被牵拉有关。

2.有感染的危险

与化疗、放疗导致的白细胞减少、抵抗力下降有关。

3.营养失调，低于机体需要量

与肿瘤消耗、化疗所致摄入减少有关。

4.潜在并发症

上消化道出血，肝性脑病，癌结节破裂出血。

5.恐惧

与担心疾病预后有关。

七、护理措施

1.减轻疼痛

疼痛是对肝癌患者困扰较大的生理和心理问题之一，在晚期患者中常持续存在。为减轻患者的疼痛，要实施以下措施。

（1）评估疼痛的强度、部位、性质。

（2）减少刺激：给患者创造一个安静、舒适的休息环境，减少各种不良刺激。

（3）采取舒适的体位。

（4）尊重患者：与患者沟通交流，减轻患者的孤独无助感和焦虑。

（5）教会患者放松技巧，如深呼吸等；鼓励患者参加转移注意力的活动，如与病友交谈、听音乐、做游戏等。

（6）药物：对有严重疼痛患者，应与医生协商给予长期医嘱的镇痛药。

2.心理支持

（1）及时对患者恐惧心理进行评估，以确定对患者心理辅导的强度。

（2）注意与患者建立良好的护患关系，随时给患者家属以心理支持和具体指导，使家属保持镇静，多陪伴患者，以减轻患者的恐惧感，稳定其情绪和增强治疗信心。

（3）了解患者的护理需要并及时给予回应，对晚期的患者，尤应注意维护患者的尊严，耐心处理患者提出的各种要求。当患者出现不适症状时，应协助积极处理，通过减轻患者的不适来稳定患者的情绪。

3.提供合理营养

应给予高蛋白、高热量、高维生素饮食。若有食欲不振、恶心、呕吐现象，应做好口腔护理，于服用镇吐剂后进少量食物，增加餐次。尽可能安排舒适、安静的就餐环境，选择患者喜欢的食物种类、烹调方式，以促进食欲。

4.肝动脉栓塞化疗患者的护理

（1）术前护理：向患者及家属解释有关治疗的必要性、方法和效果，使其减轻对手术的疑虑。做好各种检查（血常规、肝肾功能、心电图、B超等）、皮肤过敏试验（碘、普鲁卡因）。术前6 h禁食水；术前0.5 h遵医嘱给予镇静剂，并测量血压。

（2）术中配合：备好各种抢救用品和药物，安慰患者，使其放松；注射造影剂时观察患者的反应，如有无恶心、心悸、胸闷、皮疹等；测血压；注射化疗药物后观察患者有无恶心、呕吐，一旦出现，指导患者将头偏向一侧、做深呼吸，可遵医嘱在化疗前给止吐药；观察患者有无腹痛。

（3）术后护理：术后禁食2~3 d，逐渐过渡到流质饮食，注意少量多餐，以减轻恶心、呕吐，同时避免食物消化吸收过程消耗门静脉含氧量。穿刺部位压迫止血15 min后再加压包扎，沙袋压迫6 h，保持穿刺侧肢体伸直24 h，并观察穿刺部位有无血肿及渗血。

密切观察病情变化：术后应观察体温的变化，多数患者术后4~8 h体温升高持续1周左右，是机体对肿瘤组织重吸收反应。高热者应降温，避免机体消耗增加。注意局部有无出血、肝性脑病的前驱症状等。准确记录出入量。

鼓励患者深呼吸、排痰，预防肺部感染，必要时吸氧，以提高血氧分压，利于肝细胞代谢。栓塞后一周，因肝缺血影响肝糖原储存和蛋白质合成，应遵医嘱补充蛋白质和葡萄糖。

八、健康指导

1.生活指导

保持规律生活，注意劳逸结合，避免情绪剧烈波动和劳累，以减少肝糖原的分解，减

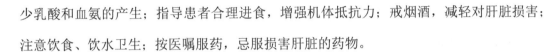

少乳酸和血氨的产生；指导患者合理进食，增强机体抵抗力；戒烟酒，减轻对肝脏损害；注意饮食、饮水卫生；按医嘱服药，忌服损害肝脏的药物。

2.疾病知识指导

定期复查，根据病情发展不同随时调整治疗方案。积极宣传和普及肝癌的预防知识，预防接种乙肝疫苗。

3.心理指导

保持乐观情绪，积极参加社会活动，如抗癌俱乐部，增强战胜疾病的信心。

第三节　胃炎

胃炎是指各种有害因素所致的一组胃黏膜炎症性病变的疾病，按临床发病急缓分为急性和慢性胃炎。

一、急性胃炎

（一）病因和诱因

急性胃炎是指胃黏膜的急性炎症，其主要病变是胃黏膜的糜烂和出血，故常称为急性糜烂出血性胃炎。病变可局限于胃窦、胃体，也可波及全胃。常见病因有以下三方面。

1.急性应激

多由重要脏器严重病变、颅内病变及大手术、创伤、大面积烧伤、休克等所致。发病机制尚未完全明确。以胃腔内渗血常见，约20%患者可发生较大量出血，少数发生急性溃疡，称为应激性溃疡。

2.理化因素

化学物质，其中常见的是药物，如阿司匹林、吲哚美辛、磺胺、激素、铁剂、抗肿瘤药等；其他如胆汁反流、乙醇。留置胃管、胃内异物、胰腺癌放疗后都可造成物理性胃黏膜损伤。

3.幽门螺杆菌（Hp）感染

常引起急性胃炎或在慢性胃炎基础上导致病变急性活动。

（二）临床表现

轻者多无症状或仅有上腹不适、疼痛及食欲下降、恶心、呕吐等消化不良表现。胃部出血一般呈少量、间歇，可自行停止。大出血时呈呕血、黑便。持续少量渗血可致贫血。体检可有上腹部轻压痛。

（三）辅助检查

通过纤维胃镜可确定诊断。

（四）治疗

1.去除病因或诱因

由药物引起者应立即停止用药，酗酒者宜戒酒。

2.对症治疗

如上消化道出血、胃酸过多等的治疗。

（五）常用护理诊断/问题

1.疼痛

与胃酸刺激或平滑肌痉挛有关。

2.营养失调，低于机体需要量

与畏食、消化吸收不良、持续出血有关。

（六）护理措施

1.病情观察

观察上腹部不适的部位，注意疼痛的性质、程度以及有无上消化道出血等。

2.一般护理

患者要注意休息，避免劳累。急性出血时应卧床休息。饮食上一般进无渣、温热、半流质饮食。少量出血时可给牛奶、米汤等流质，以中和胃酸，有利于胃黏膜的修复。呕血者应暂禁食。

（七）健康指导

（1）告诉患者及家属，本病为胃的一种急性损害，只要去除病因和诱因，是能治愈的，也是可以防止发展为慢性胃炎的。

（2）指导患者饮食要有规律性，少食多餐，避免刺激性食物和对胃有损害的药物，或遵医嘱从小量开始、饭后服药；节制烟酒。

（3）遵医嘱坚持服药，并定期门诊复查。

二、慢性胃炎

慢性胃炎是病变基本局限于胃黏膜层的慢性炎性病变，以淋巴细胞和浆细胞的黏膜浸润为主，一般无黏膜糜烂，故常称为慢性非糜烂性胃炎。临床上可分为慢性胃窦炎（B 型）和慢性胃体炎（A 型）两型。

（一）病因与发病机制

1.幽门螺杆菌感染

这是慢性胃炎的主要病因，幽门螺杆菌作为慢性胃炎最主要病因，其确立基于如下证据：①绝大多数慢性活动性胃炎患者胃黏膜中可检出幽门螺杆菌；②幽门螺杆菌在胃内的分布与胃内炎症分布一致；③根除幽门螺杆菌可使胃黏膜炎症消退；④从志愿者和动物模型中可复制幽门螺杆菌感染引起的慢性胃炎。幽门螺杆菌具有鞭毛，能在胃内穿过黏液层移向胃黏膜，其所分泌的黏附素能使其贴紧上皮细胞，其释放的尿素酶分解尿素产生 NH_3，从而保持细菌周围中性环境，幽门螺杆菌的这些特点有利于其在胃黏膜表面定植。幽门螺杆菌通过上述产氨作用、分泌空泡毒素 A 等物质而引起细胞损害，其细胞毒素相关基因蛋白能引起强烈的炎症反应，其菌体胞壁还可作为抗原诱导免疫反应。这些因素的长期存在导致胃黏膜的慢性炎症。

2.自身免疫

自身免疫性胃炎以富含壁细胞的胃体黏膜萎缩为主，患者血液中存在自身抗体如壁细胞抗体。自身抗体攻击壁细胞，使壁细胞总数减少，导致胃酸分泌减少或丧失；内因子抗体与内因子结合，阻碍维生素 B_{12} 吸收，从而导致恶性贫血。

3.十二指肠液反流

幽门括约肌松弛→十二指肠液（胆汁、胰酶）反流→削弱胃黏膜屏障→胃液、胃蛋白酶损害。

4.其他因素

饮酒、浓茶、咖啡，食用过冷、过热、过于粗糙的食物等损伤胃黏膜。

（二）临床表现

慢性胃炎病程迁延，大多数患者没有明显症状，部分有上腹饱胀不适（特别是在餐后），无规律性上腹隐痛，嗳气、反酸、呕吐等消化不良的症状；少数有上消化道出血；A 型胃炎患者可出现厌食、体重减轻、贫血、舌炎、舌萎缩、周围神经病变等症状。

（三）实验室和其他检查

1.纤维胃镜及活组织检查

这是诊断慢性胃炎最可靠的方法，可取活检进一步证实胃炎类型。

2.幽门螺杆菌检测

侵入性检测是通过胃镜检查取胃黏膜活组织进行检测；还可进行非侵入性检测，主要有 ^{13}C 或 ^{14}C 尿素呼气试验（常用），其敏感性和特异性高。

3.胃液分析

B 型胃炎患者大致正常，A 型胃炎患者胃酸明显减少或缺乏。

4.血清学检查

B 型胃炎血清胃泌素水平可降低或正常。A 型胃炎血清胃泌素水平常明显升高，血中可测得抗壁细胞抗体和抗内因子抗体。

（四）诊断

通过纤维胃镜及活组织检查，可确立诊断。

（五）治疗

1.根除 Hp 感染

以质子泵抑制剂（PPI）或胶体铋任选一种为基础方案，再加上两种抗生素的三联治疗方案有较高根除率。

（1）枸橼酸铋钾：能与炎症渗出物和黏蛋白结合形成复合物，包绕细菌使之失去黏附上皮细胞的能力，继而铋离子进入细菌体使之死亡。用量 110 mg，每日 4 次口服，连续服用 2~4 周。

（2）质子泵抑制剂（PPI）：如奥美拉唑 40 mg/d 服用。

（3）抗菌药物：可使用羟氨苄青霉素（阿莫西林）2000 mg/d、替硝唑 800 mg/d、克拉霉素 1000 mg/d 中的任意两种，每天剂量分两次服用，疗程 7~14 d。

2.对症治疗

若患者服用非甾体抗炎药，立即停服并服用制酸剂或硫糖铝；若有胆汁反流，服用氢氧化铝；若有胃动力不足，可用甲氧氯普胺、多潘立酮、西沙必利等。

3.重度不典型增生者

可手术治疗。

（六）常用护理诊断/问题

1.疼痛

与胃酸刺激或平滑肌痉挛有关。

2.营养失调，低于机体需要量

与畏食、消化吸收不良有关。

（七）护理措施

1.休息

慢性胃炎急性发作或伴有消化道出血时应卧床休息。注意腹部保暖，可以缓解腹部不适。

2.饮食护理

应以富有营养、易于消化、少量多餐为基本原则。养成良好饮食习惯，指导患者注意饮食卫生，纠正不良的饮食行为，养成细嚼慢咽的习惯。对胃酸低的患者，可给予刺激胃酸分泌的食物，如浓肉汤、鸡汤。控制饮食中的粗纤维含量，进餐定时定量，避免吃生、硬、煎炸、油腻等不易消化和辛辣等刺激性食物，忌暴饮暴食、饮烈性酒、吸烟及餐后从事重体力活动。

3.药物护理

（1）改善消化不良：对胃酸缺乏的患者，配合给予1%稀盐酸、胃蛋白酶合剂。服用时宜用吸管送至舌根部咽下，避免接触牙齿，服后用温开水漱口。高胃酸的患者可常服用制酸剂如氢氧化铝凝胶、H_2受体拮抗剂如雷尼替丁等，以缓解疼痛。

（2）保护胃黏膜：有胆汁反流的患者服用硫糖铝，可中和胆盐，防止反流。硫糖铝在餐前 1 h 与睡前服用效果最好，服药时宜将药片嚼碎或研成粉末服用。如患者需同时使用制酸药，制酸药应在硫糖铝服前 0.5 h 或服后 1 h 给予。

（3）促进胃排空：甲氧氯普胺（胃复安）及多潘立酮具有刺激胃蠕动、促进胃排空的作用，药物应在饭前服用，不宜与阿托品等解痉剂合用。

（4）根除 Hp 感染药物：枸橼酸铋钾应在餐前 0.5 h 服下；枸橼酸铋钾能使牙齿变黑，应用吸管吸入；铋剂可引起便秘，使大便和舌苔呈灰黑色，口中带氨味等，停药后自行消失，应予以说明。服用阿莫西林和甲硝唑易引起胃肠道反应，如恶心、呕吐和腹泻等，甲硝唑还可引起口腔金属味、舌炎和排尿困难等不良反应，应密切观察，并劝导患者按疗程坚持治疗。

（八）健康指导

（1）向患者及家属讲解引起慢性胃炎的有关病因，指导患者如何防止诱发因素，从而减少或避免复发。

（2）强调饮食调理对防止复发的重要性。指导患者平时生活要有规律，注意劳逸结合，加强饮食卫生和饮食营养，养成有规律的饮食习惯。戒除烟酒，避免使用对胃黏膜有刺激的药物。

（3）嘱患者按医嘱服药，并向患者和家属介绍常用药物的用法、疗程、时间及其注意事项。

（4）本病易复发，幽门螺杆菌感染严重时可出现急性胃炎表现，部分病例可有癌变倾向，要嘱患者定期复查。

第四节　原发性高血压

原发性高血压是以血压升高为主要表现的临床综合征，简称高血压，是导致人类死亡的常见疾病如脑卒中、冠心病等重要危险因素，占所有高血压患者的90%以上。约5%为继发性高血压，系由某些明确而独立的疾病引起，常见于某些肾脏病、内分泌疾病等。

一、病因与发病机制

（一）病因

原发性高血压的病因尚不明确，目前认为是遗传因素（40%）和环境因素（60%）共同作用的结果。

1.遗传因素

原发性高血压有明显的家族聚集性，若父母均有高血压，子女的发病率比例增高。

2.环境因素

（1）饮食：食盐摄入量与高血压发生率有密切关系，呈正相关。但摄盐过多导致血压升高主要见于对盐敏感的人群中。另外，低钙、低钾、饮酒、高蛋白质和高脂饮食也可能是血压升高的因素。

（2）精神紧张：长期工作压力、紧张、焦虑、噪声等会导致高血压，与交感神经长期兴奋有关。

3.其他因素

如肥胖、阻塞性呼吸暂停综合征等。

（二）发病机制

血压的升高主要取决于心排血量和体循环的外周血管压力。

1.交感神经系统的影响

交感神经活动增强是引发高血压的重要环节。长期精神紧张，交感神经活动增强，小动脉收缩，管腔增厚，外周血管阻力增加，血压升高。

2.肾素-血管紧张素-醛固酮系统激活（RAAS）

可引起小动脉收缩，导致外周阻力增加，水钠潴留，血压增高。

3.血管内皮功能异常

血管内皮失去了在调节血液循环和心血管功能中的重要作用，其分泌的一氧化氮减少而内皮素增加，使血管收缩反应增强，血压增高。

4.其他

各种血管活性物质的激活和释放、胰岛素抵抗所致的高胰岛素血症等，也参与高血压的发病。

二、临床表现

（一）一般表现

多数患者起病慢，早期可无明显症状，偶于体格检查时发现血压增高，少数患者甚至在突发脑出血时才发现患高血压，也有部分患者出现头晕、头痛、眼花、失眠、乏力等症状，但症状轻重与血压增高程度可不一致。

（二）并发症

1.靶器官损害

（1）心脏：长期血压升高，左心室肥厚、扩张，导致高血压性心脏病。失代偿期可出现左心衰竭。高血压促进冠心病发生和发展，患者可发生心绞痛和心肌梗死。

（2）大脑：高血压可加速脑动脉粥样硬化，使患者出现短暂性脑缺血发作及脑血栓形成；脑小动脉硬化可形成小动脉瘤，在情绪激动、劳累等诱因作用下，当血压急剧升高时可破裂发生脑出血。

（3）肾：血压长期持久增高可致肾小动脉硬化、肾功能减退，可出现多尿、夜尿、蛋白尿，甚至发生肾功能不全。

（4）眼底：眼底视网膜动脉变细、狭窄甚至出血、絮状渗出。

2.高血压急症

患者血压在数小时至数天内急剧升高，舒张压＞130 mmHg 和（或）收缩压＞200 mmHg，伴有心、脑、肾、眼底、大动脉的功能障碍和不可逆损害。

（1）恶性高血压：可能与未及时治疗或治疗不当有关。眼底和肾脏损害突出，进展迅速。如不及时治疗，可死于肾衰竭、脑卒中或心力衰竭。

（2）高血压危象：因疲劳、紧张、寒冷、突然停服降压药等导致周围小动脉发生暂时强烈痉挛。患者出现头痛、烦躁、恶心、呕吐、心悸、多汗、面色苍白或潮红、视物模糊等征象，同时伴有动脉痉挛累及的靶器官缺血症状。

（3）高血压脑病：是血压急剧升高导致脑小动脉持久严重痉挛，发生急性脑血液循环障碍，出现脑水肿和颅内压增高的临床征象。

（4）主动脉夹层：严重高血压可促使主动脉夹层发生，血液渗入主动脉壁中层形成夹层血肿，并可沿主动脉壁延伸剥离，可致死。

三、实验室及其他检查

检查判断高血压的严重程度以及靶器官的损害情况。

1.心电图检查

可显示左室肥厚、劳损。

2.X 线检查

显示主动脉迂曲，左心室增大。

3.血液检查

血常规、肾功能、血糖、血脂等。

4.尿液检查

早期正常，后期可见红细胞、蛋白和管型等。

5.超声检查

了解心室壁厚度、心腔大小、心脏舒张和收缩功能，了解大动脉粥样硬化情况。

6.眼底检查

了解眼底视网膜动脉的狭窄、硬化或出血情况。

7.24 h 动态血压监测

了解血压变动节律，指导用药。

四、诊断要点

不同日休息 15 min 后测量 2 次血压均达到高血压的诊断标准，且排除其他疾病导致的继发性高血压，可诊断为原发性高血压。同时也要对靶器官受损程度作出判断。

1.高血压分级标准

在未服抗高血压药物的情况下，收缩压≥140 mmHg（18.7 kPa）和（或）舒张压≥90 mmHg（12.0 kPa），根据血压升高水平，又进一步将高血压分为 1、2、3 级。我国目前使用 2018 年中国高血压防治指南的高血压分级标准。

2.高血压危险度分层

高血压患者发生心血管事件的概率与血压升高水平、心血管危险因素、靶器官损害以及并存临床情况有关。根据发生概率高低分为低危、中危、高危和极高危，可以此为基础制定治疗目标及判断预后。

（1）高危因素：男>55 岁，女>65 岁；吸烟；高脂血症；腹型肥胖；早发家族史；缺乏体力活动等。

（2）靶器官损害：心、肾、大血管、视网膜损害。

（3）并存临床情况：心脏疾病（心肌梗死、心绞痛、心衰等）、脑血管疾病（脑出血、缺血性脑卒中、短暂性脑缺血发作）、肾脏疾病、血管疾病（主动脉夹层、外周血管病）、高血压视网膜病变（出血或渗出、视盘水肿）。

五、治疗

治疗目的：将血压降至正常或接近正常水平，防止及减少靶器官并发症，降低病残率和病死率。

（一）非药物治疗

适用于各型高血压患者。其方法包括减轻体重、减少钠盐摄入、限制饮酒、适当运动等。

（二）药物治疗

除血压是 1 级、危险因素小于 3 个的患者可以先不服药（可尝试非药物疗法 6 个月，但如 6 个月后不能有效控制，则必须服用降压药物）外，其他高血压患者都必须坚持使用降压药物治疗。目前常用的一线降压药物有利尿剂、β受体阻断剂、钙通道阻滞剂（CCB）、血管紧张素转换酶抑制剂（ACEI）、血管紧张素 II 受体阻断剂（ARB）和$α_1$ 受体阻断剂等。

1.利尿剂

主要通过排钠减少血容量。常用药物如排钾利尿剂如氢氯噻嗪 12.5~25 mg，每日 1~2 次；呋塞米 20 mg，每日 1~2 次；保钾利尿剂如氨苯蝶啶 50mg，每日 1~2 次。不良反应主要为低血钾或高血钾、高尿酸血症等。

2.β受体阻断剂

通过降低心肌收缩力、减慢心率、降低心输出量而降压。常用药物如普萘洛尔 10~20 mg，每日 2~3 次；其他如阿替洛尔、美托洛尔等。不良反应主要为心率减慢、支气管痉挛等。

3.钙通道阻滞剂

通过阻断钙离子进入平滑肌细胞、抑制心肌和血管平滑肌收缩、降低外周阻力使血压下降。常用药物如硝苯地平 5~10 mg，每日 3 次。目前临床多应用长效或缓释型钙通道阻滞剂，如非洛地平、缓释硝苯地平等。不良反应主要有下肢水肿、头痛、面部潮红。

4.血管紧张素转换酶抑制剂（ACEI）

通过抑制血管紧张素转换酶使血管紧张素 II 生成减少而降低血压。常用药物如卡托普利 12.5 mg，每日 2~3 次；其他如依那普利、贝那普利等。主要不良反应为刺激性干咳、血钾升高、血管性水肿。

5.血管紧张素 II 受体阻断剂

通过阻断血管紧张素 II 受体松弛血管平滑肌、减少血管张力而降低血压。常用药物如氯沙坦、缬沙坦等。主要不良反应为高血钾。

6.α_1 受体阻断剂

通过选择性阻断 α_1 受体使外周阻力下降而降低血压。常用药物如哌唑嗪 0.5~2 mg，每日 3 次；其他如特拉唑嗪等。主要不良反应为直立性低血压。

降压药物的使用原则：小剂量始，联合用药，长期坚持用药。联合用药可提高疗效，减轻药物不良反应。例如，卡托普利和氢氯噻嗪联合可避免高血钾，硝苯地平和氢氯噻嗪联合可利于消除下肢水肿等。

（三）高血压急症的治疗

1.迅速逐步控制性降压

首选硝普钠，开始以每分钟 10 μg 静脉滴注，密切观察血压，根据血压反应调整滴速；或使用硝酸甘油，降低心脏前、后负荷，急性冠脉综合征患者适用；或使用尼卡地平，可改善脑血流量，脑血管病患者适用。为避免短时间血压骤降，导致重要器官血流量减少，应逐步控制性降压，开始的 24 h 内血压降低 20%~25%，48 h 内不低于 160/100 mmHg，之后再降至正常。

2.对症处理

降低颅内压，消除脑水肿，如静脉快速滴注 20%甘露醇，静脉注射呋塞米等；静脉注射地西泮停止抽搐等。

六、常用护理诊断/问题

1.疼痛

头痛与血压升高有关。

2.有受伤的危险

与血压增高引起头晕、视物模糊或降压药物致直立性低血压有关。

3.知识缺乏

缺乏高血压的危害和自我保健知识。

4.潜在并发症

高血压急症。

七、护理措施

1.非药物降压知识指导

告知患者在服药期间也应坚持非药物的降压方法。

（1）合理饮食：科学饮食、低脂、低盐（＜6 g/d），多吃富含钾和钙的食物，如各种蔬菜水果及奶类。控制体重指数 BMI 在 25 以下。

（2）戒烟、限酒：戒烟可保护心脏血管，预防冠心病的发生；每日饮酒量不超过 50 g，可适量饮用红葡萄酒。

（3）适当运动：劳逸适度，避免精神刺激和持久压力，充分睡眠。规律有氧运动（如爬山、骑自行车、快走、打太极拳等，坚持每次 30 min 以上，每个星期至少 3 次，运动后的心率为 170-年龄），避免剧烈运动。

（4）保持心理平衡：调节情绪，保持心态平衡。

2.用药指导

（1）遵医嘱给予降压药物，坚持长期用药，不自行减药或停药，不随意更改药物。

（2）注意观察药物疗效和不良反应。用药过程中经常监测血压，降压不宜过低、过快，以防心、脑、肾等器官供血不足。某些药物有直立性低血压反应，尤其警惕在服药后的几个小时容易发生。应指导患者在改变体位时动作宜慢，夜间排尿时尽量取坐位，避免用过热的水洗澡和蒸汽浴。一旦发生，立即取头低足高位。其他药物不良反应见降压药物治疗部分。

3.病情观察

严密观察生命体征，监测血压的动态变化，了解患者的头痛、头晕、心悸、失眠等症状有无减轻，密切观察、及早发现高血压急症和心、脑、肾等靶器官受累的征象。一旦出现高血压急症、急性肺水肿、急性冠脉综合征、怀疑主动脉夹层、脑血管意外等，立刻通知医生进行紧急处理。

4.高血压急症的护理

（1）绝对卧床休息，抬高床头，减少搬动患者。

（2）吸氧 4~5 L/min，保持呼吸道通畅。

（3）迅速建立至少两条静脉通路，遵医嘱给予降压药。首选硝普钠，避光滴注，严密观察血压变化，硝普钠通路不进行静脉注射，避免血压下降过快。

（4）密切观察生命体征、意识、瞳孔、尿量，静滴降压药过程中每 5~10 min 测血压一次，如发现异常，及时与医师联系。患者意识不清时应加床栏，防止坠床，头部偏向一侧，避免呕吐物窒息；发生抽搐时用牙垫置于上下磨牙间，防止唇舌咬伤。

第四章　外科体液代谢失调病人的护理

体液的主要成分是水和电解质，其含量占成年男性体重的 60%、女性体重的 50%。体液分为细胞内液和细胞外液，细胞内、外液之间不断进行交流，保持着动态平衡。体液容量和渗透压的稳定受神经-内分泌系统调节，而酸碱平衡的维持则有赖于血液中的缓冲系统、肺和肾三方面的协同作用。体液平衡和内环境稳定是维持机体正常代谢和器官生理功能的基本保证，当机体遭遇损伤、感染、肿瘤、空腔器官梗阻或手术治疗等特殊情况时，有可能打破这种平衡，引起一系列的病理生理变化和临床病症，甚至危及患者的生命。

第一节　水钠代谢失调

体内水的主要来源为饮料、含水食物和代谢氧化生水，主要排出形式为尿液、汗液、呼吸道蒸发、皮肤蒸发和粪便含水。正常情况下每日摄入和排出的水量保持相对稳定，成人一般在 2000~2500 mL。钠是细胞外液中的主要阳离子（占阳离子总量的 91%），随饮食摄入经消化道吸收。正常成人对钠的日需量为 6~10 g，过剩的钠大部分经尿液、小部分经汗液排出体外。血清钠浓度正常值为 135~150 mmol/L。在体液代谢中，水与钠的关系十分密切，共同维持细胞外液的容量和渗透压的平衡，钠还能影响神经-肌肉、心肌的兴奋性。任何能使水和钠摄入、排出或分布异常的因素，均可导致水和钠代谢失调，临床常见的有缺水与缺钠、水中毒两类情况。缺水与缺钠又依据二者缺少的比例分为等渗性缺水、高渗性缺水和低渗性缺水三种，其中等渗性缺水最为常见；而水中毒则依其发病过程的急缓分为急性水中毒和慢性水中毒，临床上以急性水中毒较多见。

一、病因

（1）等渗性缺水又称急性缺水或混合性缺水，系指水和钠成比例丧失，血清钠和细胞外液渗透压维持在正常范围。常见原因如下：①消化液急性丧失，如大量呕吐、腹泻和肠瘘等；②体液丧失在第三间隙，如急性肠梗阻、急性腹膜炎、大面积烧伤早期等。

（2）高渗性缺水又称原发性缺水，系指水和钠同时丢失，但失水多于失钠，血清钠高于正常（>150 mmol/L），细胞外液渗透压增高。常见原因如下：①水分摄入不足，如过分限制水入量、长期禁饮食、食管癌不能饮水、昏迷未能补水、高温环境作业得不到饮水等；②水分丧失过多，如高热、大量出汗、大面积烧伤暴露疗法、糖尿病患者的高渗性利尿或大量使用渗透性利尿剂等。

（3）低渗性缺水又称慢性缺水或继发性缺水，系指水和钠同时丧失，但失水少于失钠，血清钠低于正常（<135 mmol/L），细胞外液渗透压降低。常见原因如下：①消化液的持续丧失，如长期胃肠减压、反复呕吐或慢性肠瘘；②慢性渗液，主要是大面积创面的慢性渗液；③钠丧失过多，如使用排钠利尿剂依他尼酸、氯噻酮等；④钠补充不足，如治疗等渗性缺水时过多地补充水分而忽略钠的补充。

（4）水中毒又称水潴留性低钠或稀释性低钠血症，系指总入水量超过了排出量，以致水分在体内潴留，引起血浆渗透压下降和循环血量增多。常见原因如下：①各种原因导致的抗利尿激素分泌过多；②肾功能不全，排尿能力降低；③摄入水分过多或接受过多的静脉输液。

二、临床表现

1.等渗性缺水

①轻度：患者有口渴、皮肤和黏膜干燥、皮肤弹性差、尿量减少、恶心、呕吐、厌食、头昏等缺水和缺钠症状；②中度：当短期内体液丧失达到体重的 5%时，患者可有心率增快、脉搏减弱、血压不稳或降低、肢端湿冷等血容量不足表现；③重度：当体液丧失超过体重

的 6%时，即可有休克和酸中毒表现。

2.高渗性缺水

①轻度：缺水量占体重的 2%~4%，除口渴外，无其他临床症状；②中度：缺水量占体重的 4%~6%，极度口渴，并伴有烦躁、乏力、皮肤弹性差、眼窝凹陷、尿少等表现；③重度：缺水量占体重的 6%以上，除上述症状外，可出现躁狂、幻觉、谵妄、昏迷等脑功能障碍表现。

3.低渗性缺水

①轻度：血清钠 130~135 mmol/L，出现疲乏、头晕、手足麻木等症状，尿中钠含量减少，缺钠量约 0.5 g/kg；②中度：血清钠 120~130 mmol/L，除上述症状外，还有恶心、呕吐、脉搏细速、视物模糊、血压不稳或下降、脉压变小、浅静脉瘪陷、站立性晕倒、尿量减少等表现，尿中几乎不含钠和氯，缺钠量 0.5~0.75 g/kg；③重度：血清钠<120 mmol/L，常有休克症状，并可伴肌肉痉挛性抽搐、腱反射减弱或消失、木僵、惊厥或昏迷等表现，缺钠量 0.75~1.25 g/kg。

4.水中毒

①急性水中毒：起病急，因脑细胞肿胀可造成颅内压增高，引起头痛、嗜睡、躁动、精神紊乱、谵妄，甚至昏迷等神经系统症状；严重者可合并急性脑疝，表现出相应的症状和体征。②慢性水中毒：在原发病的基础上逐渐呈现体重增加、软弱无力、呕吐、嗜睡、唾液和泪液增多等症状，一般无凹陷性水肿。

三、辅助检查

（1）等渗性缺水可有红细胞计数、血红蛋白和血细胞比容均增高等血液浓缩表现；血清钠浓度正常；尿相对密度升高等。

（2）高渗性缺水可有血液浓缩表现；血清钠>150 mmol/L；尿相对密度>1.020 等。

（3）低渗性缺水可出现血液浓缩表现；血清钠浓度<135 mmol/L；尿相对密度<1.010，尿中钠和氯明显减少等。

（4）水中毒可有红细胞计数、血红蛋白和血细胞比容均降低等血液稀释表现；血浆渗透压降低；红细胞平均容积增加和平均血红蛋白含量降低；血清钠降低等。

四、治疗原则

首先应去除导致水和钠代谢失调的原因，再根据水和钠失调的类型给予相应的处理。

1.等渗性缺水

一般用平衡盐溶液或等渗盐水纠正。平衡盐溶液的组成为等渗盐水或复方氯化钠注射液（林格液）2 份+1.25%碳酸氢钠溶液或 1.86%乳酸钠 1 份，因此又称 2∶1 液，因其成分比等渗盐水更接近血浆，故可大量使用。另外，平衡盐溶液还含有碱性物质，有助于纠正酸中毒。

2.高渗性缺水

用 5%葡萄糖溶液或 0.45%氯化钠溶液纠正，但因体内实际存在缺钠，故应动态观察血清钠浓度，必要时，适量补钠。

3.低渗性缺水

轻、中度者补充 5%葡萄糖盐溶液即可。重度者先输晶体溶液（如平衡盐溶液、等渗盐水）和胶体溶液（如羟乙基淀粉、右旋糖酐或血浆），补充血容量，再给予高渗盐水（5%氯化钠），以恢复细胞外液的渗透压，使水从水肿的细胞中外移。

4.水中毒

轻者，限制水分摄入即可。严重者，除禁止水分摄入外，还应静脉输注高渗盐水，以缓解细胞肿胀和低渗状态，并酌情使用渗透性利尿剂（如 20%甘露醇），以促进水分的排出。

五、护理评估

1.健康史

（1）年龄：老年人常因伴慢性疾病、服用各类药物、器官功能减退、对内环境失调的代偿能力减弱等，容易出现体液代谢失调。

（2）体重：若短期内体重迅速减轻或增加，提示水与钠缺失或潴留。

（3）生活习惯：如近期饮食明显减少、饮水异常增多或减少，可能是导致体液代谢失调的原因。

（4）疾病史：有无导致体液代谢失调的相关疾病，如腹泻、糖尿病、肝或肾疾病、充血性心力衰竭、消化道梗阻、消化道瘘、严重感染、创伤等。

（5）治疗史：有无能导致体液代谢失调的治疗，如手术、快速输液、长期胃肠减压、使用利尿剂或导泻剂等。

2.身体状况

（1）有无口渴：高渗性缺水最早表现为口渴，低渗性缺水无口渴，等渗性缺水可有不同程度的口渴。

（2）有无皮肤黏膜改变：皮肤弹性差、口唇黏膜干燥、浅静脉瘪陷等，提示缺水。

（3）有无生命体征改变：体温过高可能为脱水热，体温过低提示严重血容量不足；脉搏增快是体液不足的代偿，脉搏细速而微弱，则提示血容量不足；呼吸短促或困难可能为体液过多所致的肺水肿；血压下降多为血容量不足表现。

（4）有无尿量减少：尿量减少、尿相对密度升高，提示高渗性缺水；尿量减少、尿相对密度低，提示低渗性缺水。

（5）有无意识改变：神情淡漠，常提示低渗性缺水；躁狂、谵妄、昏迷等提示高渗性缺水或急性水中毒。

（6）有无体重改变：体重短时间内明显减轻，表示水与钠缺少；体重短时间内明显增加，提示水和钠潴留。

（7）出入水量是否平衡：排水总量明显少于入水总量，见于水中毒。

3.辅助检查

了解血液浓缩或稀释的程度，血清钠、氯浓度和渗透压的改变等，有助于判断病情。

4.心理、社会状况

了解患者和家属对疾病及其伴随症状的认知程度，评估其心理承受能力和心理反应情况。

六、护理诊断/合作性问题

1.体液不足

与水分摄入不足、体液丢失过多和第三间隙积液等有关。

2.体液过多

与水分摄入过多和排出过少有关。

3.有皮肤完整性受损的危险

与组织灌流不足、皮下水肿和长时间卧床皮肤受压等有关。

4.有受伤害的危险

与感觉减退、意识障碍、血压降低或血压不稳等有关。

5.潜在并发症

低血容量性休克。

七、护理目标

患者体液恢复平衡，无缺水与缺钠、水中毒的症状和体征；皮肤黏膜保持完整，未出现破溃或压疮；未出现受伤情况；低血容量性休克得到预防或被及时发现并得到有效处理。

八、护理措施

1.消除病因

配合医生治疗原发病，消除导致体液失调的根本原因。

2.纠正体液不足

对缺水与缺钠患者，医生根据定量、定性和定时的要求拟订补液计划，护士应熟知补液计划的来龙去脉，并遵循先快后慢、先盐后糖、先晶后胶、尿畅补钾、交替输注、宁少勿多的原则实施补液计划。

（1）定量：包括生理需要量、已丧失量和继续丧失量三个方面。

1）生理需要量：即正常人静息状态下每日的基础需水量，成人为2000~2500 mL。其简单的计算方法是体重的第一个10 kg×100 mL/（kg·d）+体重的第二个10 kg×50 mL/（kg·d）+其余体重×20 mL/（kg·d）。对于年龄超过65岁或患有心脏病者，实际补液量应少于上述计算所得量。

2）已丧失量：指在制订补液计划前已经丢失的体液量，可按脱水程度计算。如体重60 kg，高渗性脱水、中度（占体重的4%~6%），其补液量（g）=60000 g×（0.04~0.06）=2400~3600 g（2400~3600 mL）。第一个24小时补充计算量的1/2，余下的1/2在第二个24小时补充。

3）继续丧失量又称额外丧失量，指在补液治疗开始后继续丢失的体液量，如呕吐、高热、出汗、引流等损失的体液量。一般体温每升高1℃，每千克体重增加补水3~5 mL；中、重度出汗需增加补水500~1000 mL；气管切开患者呼吸道蒸发的水分是正常的2~3倍，故成人气管切开者每日应增加补水700~1000 mL。

（2）定性：同样包括生理需要量、已丧失量和继续丧失量三个方面。

1）生理需要量：补给等渗盐水500~1000 mL，剩余用5%~10%葡萄糖溶液补充。

2）已丧失量：等渗性缺水一般补充平衡盐溶液或等渗盐水；高渗性缺水给0.45%氯化钠溶液或5%葡萄糖溶液，并根据病情适量补充等渗盐水；低渗性缺水轻、中度者给5%葡萄糖盐溶液，重度者还需补充适量的胶体液和高渗盐水。

3）继续丧失量：原则上丧失什么补什么。例如，消化液丧失应根据消化道不同部位消化液中所含电解质的特点给予等质和等量补充；发热、气管切开主要丢失水分，给5%葡萄糖溶液补充即可；中、重度出汗除丢失水分外，还有钠的丢失，故在补水的同时，还应补钠1.25~2.5g。

（3）定时：单位时间内的补液量及输注速度，应根据缺水与缺钠的程度、补液总量及患者心、肺、肝、肾等重要器官功能状态而定。对各器官功能良好者，按照先快后慢的原则可在第一个 8 小时补充总量的 1/2，剩余的 1/2 在后 16 小时内均匀输入。

3.纠正体液过多

包括控制水入量和促进水排出。

（1）控制水入量每日水入量应限制在 700~1000 mL。

（2）促进水排出遵医嘱给予 3%~5%氯化钠溶液和渗透性利尿剂，消除细胞内水肿，促进水分自肾脏排出。对严重水中毒患者，应配合实施透析疗法，并做好相关护理。

4.预防皮肤黏膜受损

包括评估危险因素，做好皮肤护理和口腔护理。

（1）评估危险因素：有无意识不清、长时间卧床、水肿、血液循环不良、身体虚弱等可引起皮肤黏膜受损的危险因素。

（2）皮肤护理：对有危险因素的患者，采取相应的护理措施，以预防压疮。包括保持皮肤清洁、干燥；保证床单平整、干燥、无皱褶；应定时帮助患者翻身、按摩骨隆突部位，用气圈或海绵垫托垫肢体，防止局部皮肤长时间受压。一旦出现压疮，按压疮护理。

（3）口腔护理：对有危险因素的患者，指导其定时漱口，以清洁口腔；若患者不能自行清洁口腔，应定时进行口腔擦洗，以预防口腔炎。一旦出现口腔炎，遵医嘱给予漱口液漱口，并实施局部或全身药物治疗。

5.预防受伤

根据存在的危险因素采取防范措施。

（1）评估危险因素：有无意识障碍、血压降低或不稳、肌肉无力等容易导致损伤的危险因素。

（2）采取防范措施：对有危险因素的患者，应采取防范措施。如意识障碍者，应加床栏保护、适当约束，并加强观察，以防坠床；对血压降低或不稳者，告知其改变体位尤其是起立时，动作宜缓慢，以免因直立性低血压造成眩晕而跌倒受伤；对轻度肌无力能自行活动者，移除环境中的障碍物和危险物，减少意外受伤的可能；对严重肌无力不能自行活

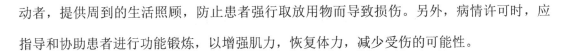

动者，提供周到的生活照顾，防止患者强行取放用物而导致损伤。另外，病情许可时，应指导和协助患者进行功能锻炼，以增强肌力，恢复体力，减少受伤的可能性。

6.观察病情

目的是动态观察水和钠代谢失调的程度、判断治疗及护理效果，观察有无治疗并发症等。

（1）水钠代谢失调征象：如口渴、乏力、淡漠、皮肤弹性差、口唇黏膜干燥、浅静脉瘪陷、尿量减少、体重减轻等缺水与缺钠症状有无改善或加重；头痛、烦躁、谵妄、惊厥、昏迷及呕吐、嗜睡、唾液和泪液增多、体重增加等急、慢性水中毒症状有无好转或恶化。

（2）生命体征：如体温过高或过低、脉搏增快或微弱、呼吸短促或困难、血压下降或不稳有无好转或加重。

（3）出入水量：4小时水的出入量是否平衡。

（4）辅助检查：如血液浓缩、血液稀释、尿液相对密度、血清和尿钠浓度、血液渗透压、中心静脉压测定等检查结果的变化趋势。

（5）并发症：有无因输液过多或过快而导致的心力衰竭、急性肺水肿等并发症。

九、健康教育

（1）以防为主教育人们在高温作业或进行高强度的体育活动时，注意因出汗较多可造成水和钠的丢失，应及时饮用含盐饮料，以防发生缺水与缺钠；机体一旦存在导致体液代谢失调的危险因素如进食困难、呕吐、腹泻、出血、意识障碍等，应及早到医院检查和治疗。

（2）及时治疗教育人们若在原有疾病的基础上，出现口渴、乏力、眩晕、烦躁、尿少、口唇黏膜干燥、皮肤弹性减低、脉搏增快或出现近期体重明显增加，伴头昏、头痛、烦躁或呕吐、嗜睡、唾液和泪液增多等症状，均提示体内水和钠代谢异常，应及时到医院诊治。

第二节 钾代谢失调

钾是细胞内的主要阳离子，细胞内钾含量占体内钾总量的98%。钾随饮食摄入经消化道吸收，正常成人对钾的日需量为3~4 g，多余的钾主要经肾脏排出体外。血清钾浓度正常为3.5~5.5 mmol/L。钾参与和维持细胞代谢，维持细胞内渗透压、酸碱平衡、神经肌肉兴奋性和心肌的生理功能。任何能使钾摄入、排出或分布异常的因素，均可引起钾代谢失调，包括低钾血症和高钾血症，以前者多见。

一、病因

（1）低钾血症指血清钾浓度<3.5 mmol/L。常见原因如下：①摄入不足，如长期不能进食或进食不足、疾病或手术需要禁食等，会使钾摄入不足。②丢失过多，如严重呕吐或腹泻、持续胃肠减压、肠瘘等，使钾离子从胃肠道丧失过多；长期使用利尿剂或急性肾衰竭多尿期，使钾离子随尿排出增多。③分布异常，如输入大量葡萄糖溶液，尤其与胰岛素合用，在糖原合成时使K^+转入细胞内；碱中毒时，大量K^+从细胞外转入细胞内，可引起血清钾浓度下降。

（2）高钾血症指血清钾浓度>5.5 mmol/L。常见原因如下：①钾排出障碍，如急性肾衰竭的少尿期，是钾排出障碍的最主要原因。②内源性钾增加，如严重挤压伤、大面积烧伤、严重感染、重症溶血等，可使细胞内的钾离子释放于细胞外液，导致血清钾浓度增高。③外源性钾增加，如静脉输注钾盐过多或浓度过高、输入大量库血等，会使血清钾的含量增加。④钾分布异常，如酸中毒时，钾离子从细胞内转向细胞外，可使血清钾增高。

二、临床表现

1.低钾血症

（1）神经-肌肉症状。肌肉软弱无力为最早出现的症状，严重者出现四肢松弛性瘫痪、腱反射减弱或消失、抬头及翻身困难、呼吸困难、吞咽困难等。

（2）消化道症状。因胃肠道平滑肌张力降低，出现恶心、呕吐、腹胀、便秘、肠鸣音减弱或消失等表现，严重者可出现麻痹性肠梗阻。

（3）循环系统主要表现为传导阻滞和节律异常。表现为心悸、心动过速、心律不齐、血压下降等，严重者心跳骤停。

（4）中枢神经症状可表现出神志淡漠、倦怠、嗜睡或意识不清等抑制症状。

（5）代谢性碱中毒。血清钾过低时，细胞内钾离子向细胞外转移，细胞内的 3 个 K^+ 与细胞外的 2 个 Na^+ 和 1 个 H^+ 进行交换，使细胞外液 H^+ 浓度降低；另外，为了保存 K^+，远曲肾小管 K^+—Na^+ 交换减少，H^+—Na^+ 交换增加，排 H^+ 增多，出现反常性酸性尿，结果可使患者发生低钾性碱中毒。

2.高钾血症

（1）神经-肌肉症状。表现为手足麻木、四肢极度无力，腱反射减弱或消失，严重者出现软瘫、呼吸困难或窒息。

（2）循环系统表现。表现为心跳徐缓、心律不齐，甚至发生舒张期心搏停止。因高钾刺激使微循环收缩，故可出现皮肤苍白、湿冷、肌肉酸痛、血压改变等表现。

（3）中枢神经系统表现。多有神志淡漠或恍惚。

三、辅助检查

1.实验室检查

低钾血症时血清钾浓度<3.5 mmol/L，可有代谢性碱中毒和反常性酸性尿。高钾血症时血清钾浓度>5.5 mmol/L，可有代谢性酸中毒和反常性碱性尿。

2.心电图检查

低钾血症典型心电图改变为早期 T 波降低、变平或倒置，随后出现 ST 段降低、QT 间期延长和 U 波。高钾血症心电图表现为早期 T 波高尖和 QT 间期延长，随后出现 QRS 波增宽和 PR 间期延长。

四、治疗原则

首先应去除导致钾代谢失调的原因，再根据钾代谢失调的类型进行相应处理。

1.低钾血症

通常采取分次补钾，边治疗边观察的方法，需连续补充 3~5 d 才能纠正体内缺钾。每日补钾量 40~80 mmol，按 1 g 氯化钾相当于 13.4 mmol 钾计算，为 3~6 g。少数严重缺钾者，每日补钾量可增加到 107~160 mmol（8~12 g）。

（1）口服补钾：能口服者，可给予 10%氯化钾，分次口服。

（2）静脉补钾：不能口服者，可给予 10%氯化钾稀释后静脉滴注。每升液体中含钾量不宜超过 40 mmol（相当于氯化钾 3 g，其浓度为 3%）。此浓度含钾溶液的输注速度一般不宜超过 20 mmol/h。若患者伴有休克，应先输注晶体液和胶体液，尽快恢复血容量，当尿量超过 40 mL/h 后，再静脉补钾。

2.高钾血症

（1）禁止钾摄入：禁止一切含钾的食物、药物等进入机体。

（2）纠正心律失常：高钾血症有导致心搏骤停的危险，钙与钾有对抗作用，故静脉注射 10%葡萄糖酸钙或 5%氯化钙 10~20 mL，能缓解钾对心肌的毒性作用。

（3）降低血钾浓度：①静脉注射 11.2%乳酸钠 60~80 mL 或 5%碳酸氢钠溶液 100~200 mL，以碱化细胞外液，使钾离子转入细胞内，并增加肾小管排钾；②用 25%葡萄糖液 200 mL 或 10%葡萄糖溶液 500 mL 加胰岛素 12.5 U（每 4 g 糖加胰岛素 1 U）静脉滴注，促使钾离子随糖原合成进入细胞内；③口服或直肠灌注阳离子交换树脂（聚磺苯乙烯），以此结合消化道内的钾离子，同时口服山梨醇或甘露醇导泻，使钾离子经肠道排出；④对血清钾高于 7 mmol/L 者，给予腹膜或血液透析疗法。

五、护理评估

1.健康史

了解有无长期不能进食、进食不足、禁食、严重呕吐或腹泻、持续胃肠减压、肠瘘及输入大量葡萄糖溶液与胰岛素、碱中毒等与低钾血症有关的因素；了解有无急性肾衰竭和少尿、严重挤压伤、大面积烧伤、严重感染、重症溶血、静脉补钾过多或浓度过高、输入大量库血、酸中毒等导致高钾血症的原因。

2.身体状况

（1）有无神经肌肉系统症状：高钾血症和低钾血症均可出现肌无力、腱反射减弱或消失、四肢软瘫等症状。

（2）有无消化道症状：如腹胀、便秘、肠鸣音减弱或消失等，主要见于低钾血症。

（3）有无循环系统表现：如心动过速、心律不齐、血压下降等见于低钾血症；心动过缓、心律失常、皮肤苍白、发凉、血压改变等见于高钾血症。

（4）有无中枢神经系统症状：高钾血症和低钾血症均可出现神志淡漠、倦怠、嗜睡或意识不清等症状。

3.实验室检查

了解血清钾浓度和心电图检查结果等，有助于判断钾代谢异常的类型、严重程度及有无心脏损害等。

4.心理、社会状况

了解患者和家属对疾病及其伴随症状的认知程度，观察其心理反应，估计其心理承受能力。

六、护理诊断/合作性问题

1.有受伤害的危险

与肌无力、嗜睡、意识恍惚或意识不清等有关。

2.潜在并发症

心搏停止。

七、护理目标

患者未出现受伤的症状和体征；心搏停止得到预防或被及时发现并得到有效处理。

八、护理措施

1.消除病因

配合医生治疗原发病，消除导致钾代谢失调的根本原因。

2.纠正低钾

严格执行补钾医嘱，一般需连续治疗 3 d，方可纠正体内缺钾。能口服者，给予钾制剂分次口服，并指导患者摄取含钾丰富的食品，如肉类、奶类、绿豆、菠菜、黑木耳、香蕉、橘子、鲜果汁等。不能口服者，实施静脉补钾。成人静脉补钾应注意：①掌握总量，一般每日补钾 3~6 g；②控制浓度，每升液体加入氯化钾不超过 3 g（相当于 0.3%）；③限定速度，输注 0.3%浓度含钾溶液每分钟不超过 80 滴（莫菲管滴注系数为 10）；④尿畅补钾，尿量每小时超过 40 mL 后，才可输注含钾溶液。

3.纠正高钾

严格执行降钾医嘱。停止使用所有含钾药物，并指导患者禁止食用一切含钾食物。遵医嘱给 5%碳酸氢钠、高渗葡萄糖加胰岛素等静脉滴注；给阳离子交换树脂口服或灌肠；配合腹膜透析或血液透析疗法。

4.纠正心律失常

低钾血症补钾后心律失常可得到纠正，高钾血症给予 10%葡萄糖酸钙或 5%氯化钙 10~20 mL 静脉推注，以对抗钾对心肌的毒性作用。

5.观察病情

钾代谢失调引起的神经-肌肉、消化系统、循环系统、中枢神经系统等症状和体征有无

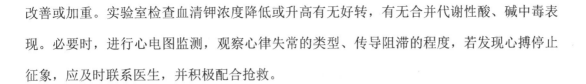

改善或加重。实验室检查血清钾浓度降低或升高有无好转，有无合并代谢性酸、碱中毒表现。必要时，进行心电图监测，观察心律失常的类型、传导阻滞的程度，若发现心搏停止征象，应及时联系医生，并积极配合抢救。

九、健康教育

（1）以防为主。告知患者禁食 3 d 以上，呕吐、腹泻、胃肠道引流、肠瘘、长期使用排钾利尿剂（如氢氯噻嗪）等均可引起低钾血症。当存有上述情况时，必须口服或静脉补钾，以防发生低钾血症。若有肾功能减退或使用保钾利尿剂（如螺内酯、氨苯蝶啶），应限制含钾食物或药物摄入，并定期检测血清钾浓度，以防出现高钾血症。

（2）及时治疗。告知患者若在原有疾病的基础上，出现肌无力、四肢瘫痪、腹胀、便秘、嗜睡、心悸等症状，应及时到医院诊断，一旦诊断为钾代谢异常，需入院接受正规治疗。当遭遇严重烧伤、创伤或感染时，也应及时到医院处理，以防延误高钾血症的诊断和治疗。

第三节　钙、镁代谢失调

一、钙代谢失调

体内的钙 99%以磷酸钙和碳酸钙形式存在于骨骼中，细胞外液中钙含量很少。体内的钙约 50%为离子状态，起维持神经、肌肉稳定性的作用；40%与蛋白质结合；10%与阴离子结合成碳酸盐、磷酸盐或枸橼酸盐。血清钙浓度受甲状旁腺素、降钙素及维生素 D 的调节和影响，正常为 2.25~2.75 mmol/L。外科患者体内钙代谢失调以低钙血症为多见。

（一）病因

（1）低钙血症是指血清钙浓度<2.25 mmol/L。常见原因有急性重症胰腺炎、坏死性筋膜炎、胰腺及小肠瘘、甲状旁腺受损、降钙素分泌亢进、血清白蛋白减少、高磷酸血症、

应用氨基糖苷类抗生素及维生素 D 缺乏等。

（2）高钙血症是指血清钙浓度>2.75 mmol/L。常见原因有甲状旁腺功能亢进、骨转移性癌、服用过量维生素 D、肾上腺功能不全、肢端肥大症、多发性骨髓瘤等。

（二）临床表现

（1）低血钙表现为易激动、口周和指（趾）尖麻木及针刺感、手足抽搐、肌肉疼痛、腱反射亢进，以及 Chvostek 征和 Trousseau 征阳性。

（2）高钙血症表现为便秘和多尿，初期出现疲倦、乏力、食欲减退、恶心、呕吐、体重下降等；随血钙浓度升高可出现头痛、背部和四肢疼痛、口渴、多尿等，甚至出现室性早搏和自发性室性节律。

（三）辅助检查

1.低血钙

血清钙<2.25 mmol/L，部分患者可伴血清甲状旁腺素降低。

2.高血钙

血清钙>2.75 mmol/L，部分患者可伴尿钙增加。血清钙高达 4~5 mmol/L 时可危及生命。

（四）治疗原则

（1）低钙血症以处理原发病和补钙为原则。症状发作时，可用 10%葡萄糖酸钙或 5%氯化钙，10 mL 静脉推注，缓解症状，必要时可在 8~12 小时后重复注射；需长期治疗者，可采用口服钙剂和维生素 D_3。

（2）高钙血症治疗以处理原发病和促进肾脏排泄为原则。可通过低钙饮食、补液、应用乙二胺四乙酸（EDTA）、类固醇和硫酸钠等措施降低血清钙浓度。甲状旁腺功能亢进者，经手术切除腺瘤或增生的腺组织可彻底治愈。

（五）护理措施

（1）低钙血症患者的护理包括监测血钙浓度；指导患者摄取高钙低磷饮食；遵医嘱补充钙剂和维生素 D_3；采取安全防范措施，避免患者发生坠床、跌倒等意外。

（2）高钙血症患者的护理包括监测血钙浓度；指导患者多饮水、多食纤维素丰富的食

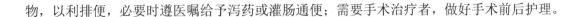

物，以利排便，必要时遵医嘱给予泻药或灌肠通便；需要手术治疗者，做好手术前后护理。

二、镁代谢失调

体内的镁约 50%存在于骨骼中，其余大部分存在于肌肉、肝和脑细胞内，仅 1%~4%存在于细胞外液和结缔组织。血清镁的 2/3 以离子形式存在，1/3 与蛋白质结合。血清镁浓度正常为 0.70 mmol/L~1.10 mmol/L。镁对神经活动的控制、神经肌肉兴奋性的传递、肌收缩及心脏机动性等方面均有重要作用。外科患者体内镁代谢失调以低镁血症为多见。

（一）病因

（1）镁缺乏常见原因有长期禁食、摄入不足、吸收障碍、慢性腹泻、消化液丧失、应用利尿剂、醛固酮增多、甲状旁腺功能亢进及高钙血症等。

（2）镁过多主要原因为肾功能不全，偶见用硫酸镁治疗时；此外，也可见于烧伤、大面积损伤或应激反应、严重细胞外液不足和酸中毒等。

（二）临床表现

（1）镁缺乏表现与低钙血症很相似，有肌震颤、手足抽搐、Chovstek 征阳性等。血清镁浓度与机体镁缺乏并不一定相平行，因此，凡有诱因且有症状者，就应怀疑镁缺乏。此外，在排除低钙、低钾或纠正低钙、低钾后，对症状未改善者也应疑镁缺乏。

（2）镁过多表现为乏力、疲倦、腱反射减弱、血压下降等。严重者可出现呼吸肌麻痹、意识障碍和心脏骤停等。

（三）辅助检查

1.镁缺乏

①血清镁<0.70 mmol/L；②心电图显示 QT 间期延长；③镁负荷试验：正常人静脉注射硫酸镁或氯化镁 0.25 mmol/L 后，注入量的 90%很快从尿中排出，而镁缺乏者注入量的 40%~80%被保留在体内，尿镁很少。

2.镁过多

①血清镁>1.10 mmol/L，常伴血钾升高和血钙降低；②心电图检查：血镁浓度明显升高

时可发生心脏传导障碍，心电图改变与高钾血症相似。

（四）治疗原则

1.镁缺乏

症状轻者可口服镁剂（如氧化镁或氢氧化镁）。不能口服或口服不吸收者，可采用肌内注射镁剂（常用硫酸镁）；也可静脉注射镁剂（硫酸镁或氯化镁），轻者 0.25 mmol/（kg·d），重者 1 mmol/（kg·d）。完全纠正镁缺乏需较长时间，故在症状解除后仍应继续补充镁盐 1~3 周。同时注意补钙和补钾。

2.镁过多

一旦诊断为高镁血症，立即停用含镁制剂；静脉缓慢推注 10%葡萄糖酸钙或氯化钙溶液 10~20 mL，对抗镁对肌肉和心脏的抑制作用；同时积极纠正酸中毒和缺水；必要时采用透析疗法。

（五）护理措施

1.镁缺乏患者的护理

（1）加强监测。监测血镁、钾和钙浓度，发现异常及时通知医生，并协助处理。

（2）协助镁负荷试验。在试验前收集患者 24 小时尿液，然后从静脉注射硫酸镁或氯化镁溶液 0.25 mmol/kg，再收集注射后 24 小时尿液，测定注射前后尿液的含镁量，并和静脉注射量进行比较。若尿液的含镁量明显低于注射量则为镁负荷试验阳性。

（3）补镁注意事项：①肌内注射镁剂，必须深部注射，且应经常更换注射部位，以防局部硬结，影响患者的舒适和治疗疗效；②静脉注射镁剂应避免过量和过快，以防急性中毒和心跳骤停；③补镁过程中，应严密观察有无呼吸抑制、血压下降及腱反射减弱等情况，以及早发现镁中毒。

2.镁过多患者的护理

包括监测血镁、钾和钙浓度；停止使用含镁制剂，遵医嘱静脉给予钙剂；纠正其他代谢紊乱及配合透析疗法等。

第四节　酸碱代谢失衡

适宜的体液酸碱度是维持人体正常功能的重要保证。在正常情况下，体液的 pH 值维持在 7.35~7.45 之间，它有赖于体内的缓冲系统、肺和肾脏的调节。若体内酸或碱性物质过多或过少，超出了人体的代偿能力，或体内的调节功能发生了障碍，即可表现出不同类型的酸或碱代谢失调。通常分为代谢性酸中毒、代谢性碱中毒、呼吸性酸中毒、呼吸性碱中毒四种类型。这四种类型可以单独出现，也可合并存在，若有两种以上并存，则称为混合型酸碱失衡。临床最常见的是代谢性酸中毒。

一、病因

1.代谢性酸中毒

指体内酸性物质积聚或产生过多或 HCO_3^- 丢失过多而导致的血液 pH 值<7.35。常见原因如下：①摄入酸过多，如过多进食酸性食物或输入酸性药物。②代谢产酸过多，如严重损伤、腹膜炎、高热或休克时，分解代谢增加及无氧酵解过程中产生的乳酸、酮酸等增多。③肾排酸减少，如肾功能不全或醛固酮缺乏或应用肾毒性药物等，可影响内源性 H^+ 的排出。④碱丢失过多，如腹泻、胆瘘、肠瘘或胰瘘等致大量碱性消化液丧失或肾小管上皮不能重吸收 HCO_3^- 等。

2.代谢性碱中毒

指体内 H^+ 丢失或 HCO_3^- 增多而导致的血液 pH 值>7.45。常见原因如下：①H^+ 丢失过多，如严重呕吐、长期胃肠减压，可使大量 HCl 丢失。②碱性物质摄入过多，如长期服用碱性药物或大量输注库血，后者所含抗凝剂入血后可转化为 HCO_3^-。③低钾血症，当血清钾降低时，细胞内钾离子向细胞外转移，细胞内的 3 个 K^+ 与细胞外的 2 个 Na^+ 和 1 个 H^+ 进行交换，使细胞外液 H^+ 浓度降低。④利尿剂使用，如呋塞米、依他尼酸等可抑制肾近曲小管对 Na^+ 和 Cl^- 的重吸收，导致低氯性碱中毒。

3.呼吸性酸中毒

指肺泡通气及换气功能减弱，不能充分排出体内生成的 CO_2，使血液中 $PaCO_2$ 增高而引起的高碳酸血症，血液 pH 值<7.35。常见原因如下：①急性肺通气障碍，如全身麻醉过深、镇静剂过量、呼吸机管理不当、喉或支气管痉挛、急性肺气肿、严重气胸、胸腔积液、心脏骤停等可引起急性或暂时性呼吸性酸中毒。②慢性阻塞性肺部疾病，如肺组织广泛纤维化、重度肺气肿等可引起持续性呼吸性酸中毒。

4.呼吸性碱中毒

指由于肺泡通气过度、体内 CO_2 排出过多，使血液中 $PaCO_2$ 降低而引起的低碳酸血症，血液 pH 值＞7.45。常见原因有中枢神经系统疾病、癔症、高热、疼痛、创伤、感染、低氧血症、呼吸机辅助通气过度等。

二、临床表现

1.代谢性酸中毒

轻者症状常被原发病掩盖。重症可有：①呼吸改变，较典型的症状为呼吸深而快，呼吸频率可达 50 次/min，呼出气体有酮味；②神经系统症状，可出现疲乏、眩晕、嗜睡、感觉迟钝或烦躁不安，甚至意识模糊或昏迷，伴对称性肌张力减低，腱反射减弱或消失；③循环系统症状，可有面色潮红、心率加快、血压偏低，易发生休克、心律失常等；④缺水表现，多数患者伴有缺水症状和体征。

2.代谢性碱中毒

轻者症状多被原发病所掩盖。重者可有：①呼吸改变，可出现呼吸变浅变慢；②神经系统症状，如头昏、嗜睡、谵妄或昏迷等；③缺水表现，可伴有缺水症状和体征；④低钙症状，因离子化钙减少，可出现手足抽搐、麻木、腱反射亢进。

3.呼吸性酸中毒

①呼吸系统症状，主要为胸闷、气促和呼吸困难；②神经系统症状，因 CO_2 潴留脑血管扩张，可出现颅内压增高、脑水肿，患者出现持续性头痛，甚至表现出脑疝的症状和体

征；③循环系统症状，因酸中毒和高钾血症，可发生心律失常。

4.呼吸性碱中毒

①呼吸系统症状，可仅有呼吸急促；②神经系统症状，出现头昏、晕厥、表情淡漠或意识障碍；③低钙症状，出现手足和口周麻木及针刺感、肌震颤、手足抽搐及 Trousseau 征阳性；④循环系统症状，常伴心率增快。

三、辅助检查

1.代谢性酸中毒

失代偿期 pH 值和$[HCO_3^-]$明显下降，$PaCO_2$正常；代偿期血液 pH 值、$[HCO_3^-]$和 $PaCO_2$ 有一定程度降低；可伴高钾血症。

2.代谢性碱中毒

失代偿期 pH 值和$[HCO_3^-]$明显增高，$PaCO_2$正常；代偿期血液 pH 值、$[HCO_3^-]$和 $PaCO_2$ 有一定程度增高；可伴低钾和低氯血症。

3.呼吸性酸中毒

血 pH 值降低、$PaCO_2$增高、$[HCO_3^-]$正常。

4.呼吸性碱中毒

血 pH 值增高、$PaCO_2$ 和$[HCO_3^-]$降低。

四、治疗原则

积极处理原发病和消除诱因，是治疗各种类型酸碱代谢失衡的首要措施，还应该根据患者的情况进行对症治疗。

1.代谢性酸中毒

当血浆$[HCO_3^-]$为 16~18 mmol/L 时，一般在消除病因和纠正缺水后，酸中毒基本纠正，无须碱剂治疗；而血浆$[HCO_3^-]$<10 mmol/L 时，则必须给予碱剂治疗。常用碱性溶液为 5% 碳酸氢钠，一般成人给予 125~250 mL，用药后 2~4 小时复查动脉血气分析和血清电解质，

根据情况再制定后续治疗方案。纠正酸中毒时，应注意适时补充钙和钾。

2.代谢性碱中毒

对丧失胃液所致的代谢性碱中毒，可输注等渗盐水或葡萄糖盐水，经过这种治疗，既恢复了细胞外液量，又补充了 Cl^-，使轻症低氯性碱中毒得到纠正。必要时，可补充盐酸精氨酸溶液，它既可补充 Cl^-，又可中和过多的 HCO_3^-。另外，碱中毒时，几乎都存在低钾血症，故需同时补给氯化钾，补 K^+ 之后，可纠正细胞内、外离子的异常交换，终止从尿中继续排 H^+，将利于加速碱中毒的纠正。严重代谢性碱中毒（$[HCO_3^-]45\sim50$ mmol/L，pH>7.65）时，为尽快中和细胞外液中过多的 HCO_3^-，可应用稀释的盐酸溶液。

3.呼吸性酸中毒

在积极去除诱因和治疗原发病的同时，改善通气功能，必要时，做气管插管或气管切开术，以排除过多的 CO_2。

4.呼吸性碱中毒

在治疗原发疾病和去除病因的同时，采取限制通气的措施，如用纸袋罩住口鼻以减少 CO_2 的呼出。也可给予含 $5\%CO_2$ 的氧气吸入，但气源不易获得，实用价值不高。

五、护理评估

1.健康史

了解有无摄入酸过多、代谢产酸过多、肾排酸减少、碱丢失过多等导致代谢性酸中毒的原因；有无 H^+ 丢失过多、碱性物质摄入过多、低钾血症、利尿剂使用等导致代谢性碱中毒的原因；有无全身麻醉过深、镇静剂过量、呼吸机管理不当、喉或支气管痉挛、急性肺气肿、严重气胸、胸腔积液、心脏骤停或慢性阻塞性肺病等导致急性或持续性呼吸性酸中毒的原因；有无中枢神经系统疾病、癔症、高热、疼痛、创伤、感染、低氧血症、呼吸机辅助通气过度等导致呼吸性碱中毒的原因。

2.身体状况

（1）有无呼吸改变：若呼吸深而快，呼出气体有酮味，提示代谢性酸中毒；呼吸变浅变慢，提示代谢性碱中毒；胸闷、气促和呼吸困难可见于呼吸性酸碱中毒；呼吸性碱中毒可能仅出现呼吸急促。

（2）有无神经系统症状：疲乏、眩晕、嗜睡、感觉迟钝或烦躁不安，甚至意识模糊或昏迷，伴对称性肌张力减低，腱反射减弱或消失，提示代谢性酸中毒；头昏、嗜睡、谵妄或昏迷等，提示代谢性碱中毒；持续性头痛或出现脑疝的症状和体征，提示呼吸性酸中毒；手足抽搐、麻木、腱反射亢进，见于代谢性和呼吸性碱中毒。

（3）有无循环系统症状：各种酸碱代谢失衡，均可见到心率增快、血压偏低、心律紊乱等表现。

（4）有无缺水症状：代谢性酸中毒和代谢性碱中毒，多合并缺水表现。

3.辅助检查

（1）代谢性酸中毒：失代偿期 pH 值和$[HCO_3^-]$明显下降，$PaCO_2$正常；代偿期血液 pH 值、$[HCO_3^-]$和 $PaCO_2$ 有一定程度降低；可伴高钾血症。

（2）代谢性碱中毒：失代偿期 pH 值和$[HCO_3^-]$明显增高，$PaCO_2$正常；代偿期血液 pH 值、$[HCO_3^-]$和 $PaCO_2$ 有一定程度增高；可伴低钾和低氯血症。

（3）呼吸性酸中毒：血 pH 值降低、$PaCO_2$增高、$[HCO_3^-]$正常。

（4）呼吸性碱中毒：血 pH 值增高、$PaCO_2$ 和$[HCO_3^-]$降低。

六、护理诊断/合作性问题

1.有受伤害的危险

与疲乏、眩晕、嗜睡、感觉迟钝、意识改变等有关。

2.潜在并发症

低钾血症、高钾血症、低钙血症、心律失常、颅内压增高和脑疝等。

七、护理目标

患者未出现受伤的症状和体征；潜在并发症得到预防或被及时发现并得到有效处理。

八、护理措施

1.消除病因

配合医生治疗原发病，消除导致酸碱代谢失衡的根本原因。

2.纠正酸碱代谢失衡

（1）代谢性酸中毒：轻者遵医嘱输液，缺水纠正后酸中毒即可纠正。重者给予碱性溶液，常用5%碳酸氢钠，一般首次给予125~250 mL，以后根据情况酌情补充。酸中毒时，离子化钙增多，即使有低钙血症也可无临床表现，但酸中毒纠正后，离子化钙的减少，尤其$[HCO_3^-]$快速>14~16 mmol/L，便会出现手足抽搐、惊厥等低钙症状，故此时可暂停补碱，并适当补钙。此外，酸中毒时细胞内钾离子转移到细胞外，即使有低钾血症也可无临床症状，但当酸中毒纠正后，钾离子转移到细胞内，即会出现相应表现。因而，纠正酸中毒时，也应注意补钾。

（2）代谢性碱中毒：轻者遵医嘱给予氯化钠和氯化钾即可纠正，必要时给予盐酸精氨酸溶液。对于严重代谢性碱中毒者，应给予稀释的盐酸溶液，其投给方法是：将1 mol/L盐酸150 mL溶入生理盐水或5%葡萄糖溶液1000 mL中（盐酸浓度成为0.15 mol/L），经中心静脉导管缓慢滴入（25~50 ml/h）。治疗期间应每4~6小时重复测定血气分析及血电解质，纠正碱中毒不宜过于迅速，一般也不要求完全纠正。有手足抽搐者，遵医嘱给予10%葡萄糖酸钙20 mL静脉注射。

（3）呼吸性酸中毒：积极配合医生查找并去除原因，改善通气功能，必要时配合气管插管或气管切开术。若因呼吸机使用不当而导致的呼吸性酸中毒，应及时调整呼吸机的各项参数，促使体内蓄积的CO_2排出。由于吸入高浓度氧，可减弱呼吸中枢对缺氧的敏感性，使呼吸更受抑制，故应低浓度给氧。

（4）呼吸性碱中毒：积极配合医生查找并去除原因，并采取限制通气的措施，如用纸袋罩住口鼻，以减少CO_2的呼出。虽给含5%CO_2的氧气有治疗作用，但这种气源不容易获得，实用价值小。有手足抽搐者，遵医嘱给予10%葡萄糖酸钙20 mL静脉注射。

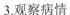

3.观察病情

观察酸碱代谢失衡引起的呼吸改变、神经系统症状、循环系统症状及缺水症状和体征有无改善或加重，动脉血气分析结果、血清钾浓度、血清钙浓度有无好转。必要时进行心电图监测，若发现心搏停止征象，应及时联系医生，并积极配合抢救。

九、健康教育

1.以防为主

告知人们当过多进食酸性食物或输入酸性药物、遭受严重损伤、腹膜炎、高热、休克、腹泻、消化道瘘、肾衰竭时，应警惕代谢性酸中毒；若有严重呕吐、长期胃肠减压、长期服用碱性药物或大量输注库血、低钾血症、使用呋塞米或依他尼酸等，可引起代谢性碱中毒；如存在镇静剂过量、喉或支气管痉挛、急性肺气肿、严重气胸、胸腔积液、肺组织广泛纤维化、重度肺气肿等情况时，需警惕呼吸性酸中毒；当存在癔症、高热、疼痛、创伤、感染、低氧血症等情况时，可能发生呼吸性碱中毒。一旦身体存在上述原因，应到医院诊治，防止发生酸碱代谢失衡。

2.及时治疗

告知人们若在原有疾病的基础上，出现呼吸改变、神经精神改变、肌肉兴奋性改变、心律改变等，应及时到医院诊断，一旦诊断为酸碱代谢异常，应遵医嘱入院接受正规治疗。

第五章　外科营养支持患者的护理

在外科领域中，禁饮食、手术、创伤、感染等均可导致营养不良，据统计，50%~70%的外科住院患者存在营养不良。营养不良不同程度地降低了患者机体的抵抗力、器官的功能及组织的修复能力，不少患者虽然得到了较好的手术治疗，却因为营养不良致机体状况日趋衰弱，术后恢复困难，甚至出现并发症而死亡，故外科营养支持是保证治疗结果和预后的重要措施之一，对危重患者尤其如此。营养支持在历史上以外科医师作为先驱，以外科疾病作为对象，故常称之为外科营养，主要有肠内营养和肠外营养两种方式。

第一节　营养支持概述

一、外科患者营养代谢的特点

1.禁饮食或饥饿时的代谢变化

外科患者由于疾病本身的原因如肠梗阻、食管癌不能进食或手术需要而禁饮食，常处于饥饿状态。此时，机体的调节反应是减少活动和降低代谢率，以使能量消耗减少，防止机体组成成分过度分解，维持生存。许多内分泌物质如胰岛素、胰高血糖素、生长激素、儿茶酚胺、甲状腺素、肾上腺皮质激素及抗利尿激素等参与了这一调节反应，体内的糖、蛋白质及脂肪等代谢也发生了变化。

（1）糖代谢。饥饿初期，血糖下降，从而使胰岛素分泌减少，胰高血糖素、生长激素、儿茶酚胺等分泌增加，结果使糖原分解加快，使糖的生成增加。

（2）蛋白质代谢。由于体内以碳水化合物储存的能量有限，仅有糖原500 g，禁食24小时即被耗尽，而此时脑组织、周围神经组织、红细胞和肾上腺髓质等仍需由葡萄糖供能，故在上述激素的作用下，促使肌肉蛋白分解，释出氨基酸，经肝糖异生作用生成葡萄糖供

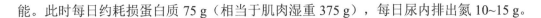

能。此时每日约耗损蛋白质 75 g（相当于肌肉湿重 375 g），每日尿内排出氮 10~15 g。

（3）脂肪代谢。脂肪虽然是最大的能量储备，但机体需要一个适应过程才能利用脂肪供能。饥饿 3~4 d 后，在内分泌激素的作用下，体内脂肪水解增加，逐步成为机体最主要的能源。在上述需要葡萄糖供能组织中，除红细胞外，其他均逐渐适应了以脂肪氧化生成的酮体取代葡萄糖作为能源，故此时蛋白质的糖异生作用减弱，肌肉分解减少，每日尿内排出氮减少至 3~4 g。

2.手术、创伤或感染时的代谢变化

手术、创伤或感染等应激反应可引起一系列神经-内分泌反应：交感神经系统兴奋，胰岛素分泌减少，而肾上腺素、去甲肾上腺素、胰高血糖素、促肾上腺皮质激素、肾上腺皮质激素及抗利尿激素分泌增加。结果使体内糖、蛋白质及脂肪三大营养素分解代谢增强而合成代谢降低。其程度与手术、创伤或感染的严重程度成正比。

（1）糖代谢。手术、创伤或感染早期，中枢神经系统对葡萄糖的消耗基本维持在约每日 120 g；肝糖原分解增强，空腹血糖升高，其水平与应激程度平行；葡萄糖生成基本正常或仅轻度增加，虽然此时胰岛素水平正常或升高，却存在高血糖现象，提示机体处理葡萄糖的能力受到影响及对胰岛素敏感性减弱。

（2）蛋白质代谢。较大手术或严重创伤、感染后，骨骼肌群进行性消耗，蛋白质分解增加，大量氮自尿中排出，源自氨基酸的糖异生增强。氮的丢失除与手术创伤大小相关外，还取决于原先的营养状况和年龄等因素。

（3）脂肪代谢。手术、创伤或感染后，由于儿茶酚胺的作用，体内脂肪被动用，且氧化利用率增加，成为体内主要的能源，并导致血内游离脂肪酸和甘油增多。此时即使提供外源性脂肪，亦难以完全抑制体内脂肪分解，该现象系交感神经系统受到持续刺激的结果。

二、营养状况的评价指标

1.人体测量指标

（1）体重。体重是评价营养状况的一项重要指标。短期内出现的体重变化，可受水钠潴留或脱水因素的影响，故应根据病前 3~6 个月的体重变化加以判断。实测体重比理想（或标准）体重降低 10%以上，提示存在营养不良。标准体重计算方法：男性标准体重（kg）=身高（cm）-105；女性标准体重（kg）=身高（cm）-105-2.5。

（2）体质指数。体质指数（BMI）是目前评价机体营养状况及肥胖度最常用的指标。BMI=体重（kg）/高（m）^{2}。理想值介于 18.5~23.9，<18.5 为消瘦，≥24 为超重。

（3）三头肌皮褶厚度（TSF）。TSF 是测定体脂储备的指标，可直接表示皮下脂肪量和间接判断体内脂肪量。正常参考值：男性：11.3~13.7 mm；女性：14.9~18.1 mm。若测定值较参考值低 10%以上，提示营养不良。

（4）臂肌围（AMC）。AMC 即上臂中点周径，可反映全身肌肉及脂肪的状况。其计算公式为：AMC（cm）=上臂中点周长（cm）-3.14×TSF（cm）。正常参考值：男性：22.8~27.8 cm，女性：20.9~25.5 cm。若测定值较参考值低 10%以上，提示营养不良。

2.实验室检测指标

（1）血浆蛋白质。血浆蛋白质是营养状况评定的重要指标，临床上最常用。包括血浆清蛋白、转铁蛋白和前清蛋白的浓度测定，营养不良时以上蛋白测定值均有不同程度下降，因半衰期不同（清蛋白 20 d、转铁蛋白 8 d、前清蛋白 2 d），故使其浓度改变的先后及程度有所差异。

（2）肌酐身高指数。肌酐是肌肉蛋白质的代谢产物，尿中肌酐排泄量与体内骨骼肌群基本成正比，故可用于判断体内骨骼肌含量。

（3）尿三甲基组氨酸测定。三甲基组氨酸是肌纤蛋白和肌球蛋白的最终分解产物，不再被合成代谢所利用。通过测定尿中三甲基组氨酸的排出量可判断机体蛋白质的分解量，其测定值越大，表明机体分解越强。

（4）氮平衡。氮平衡情况可初步评判体内蛋白质合成与分解代谢状况。当摄入的氮量大于排出的氮量时为正氮平衡，反之则为负氮平衡。氮平衡计算公式如下：氮平衡（g/d）=24 h 摄入氮量（g）-24 h 排出氮量（g）。24 h 排出氮量（g）=24 h 尿中尿素氮（g）+4（g）。其中常数 4 为粪便、汗液及其他排泄物中排泌的氮量。

（5）免疫指标。①周围血淋巴细胞计数，是反映细胞免疫状态的一项简易参数，但在严重感染时，该指标的参考价值受影响；周围血淋巴细胞计数=周围血白细胞计数×淋巴细胞（%），若<$1.5×10^9$/L，提示营养不良。②迟发性皮肤超敏试验，能基本反映人体细胞免疫功能，通常用五种抗原于双前臂不同部位做皮内注射，24~48 小时后观察反应，皮丘直径>5 mm 为阳性，否则为阴性；人体细胞免疫能力与阳性反应程度呈正比。

三、营养不良的类型与诊断

1.营养不良的类型

临床上根据蛋白质或能量缺乏的种类，分为三种类型。

（1）消瘦型营养不良（marasmus），又称能量缺乏型。主要表现为形体消瘦，人体测量各项指标值下降。

（2）低蛋白型营养不良（kwashiorkor），又称蛋白质缺乏型或水肿型。主要表现为血浆蛋白浓度降低及全身组织水肿，体重下降不明显。

（3）混合型营养不良（marasmuskwashiorkor），又称蛋白质-能量缺乏型营养不良。同时兼有上述两种类型的表现。

2.营养不良的诊断

根据病史，并结合人体测量和实验室检测指标的变化，可对营养不良作出诊断。

（1）病史。患者机体存有导致营养不良的危险因素，如慢性消耗性疾病、手术、创伤、严重感染或各种原因的长时间不能正常进食等。

（2）检测指标。根据各项检测指标可判断患者是否存在营养不良或营养不良的程度。

四、营养支持的指征

当患者出现下列情况之一时，应提供营养支持治疗：①近期体重下降大于正常体重的10%；②血清清蛋白<30 g/L；③连续 7 d 以上不能正常进食；④已明确为营养不良；⑤可能产生营养不良或手术并发症的高危患者。

五、能量和蛋白质的需求

能量和蛋白质的需求，应根据病情、患者的基础能量消耗、活动程度和治疗目标而定，有多种估算方法。

1.能量需求

包括基础能量消耗（BEE）和实际能量消耗（AEE）。成人能量需求一般为 25~40 kcal/（kg·d），可根据病情和治疗目标适当调节。

（1）基础能量消耗。男：BEE（kcal）=66.5+5H+13.8W−6.8A；女：BEE（kcal）=655.1+1.9H+9.6W−4.7A。式中：H 为身高（cm），W 为体重（kg），A 为年龄（岁）。

（2）实际能量消耗。AEE=BEE×AF×IF×TF，式中：AF（active factor）为活动因素，完全卧床时为 1.1，卧床加活动为 1.2，正常活动时为 1.3；IF（injury factor）为手术、创伤等因素，中等手术为 1.1，脓毒血症为 1.3，腹膜炎为 1.4；TF（thermal factor）为发热因素，正常体温为 1.0，体温每升高 1℃增加 0.1。

2.蛋白质需求

成人蛋白质需求一般为 1~1.5 g/（kg·d），可根据病情和治疗目标适当调节。

第二节　肠内营养支持

肠内营养（EN）系指经口或喂养管提供维持人体代谢所需的营养素的一种方法。其优点有：①肠内营养制剂经肠道吸收入肝，在肝内合成机体所需的各种成分，整个过程符合生理，且肝脏可发挥解毒作用；②食物的直接刺激有利于预防肠黏膜萎缩，保护肠屏障功能，防止细菌移位；③食物中的某些营养素（如谷氨酰胺）可直接被消化道黏膜细胞利用，有利于黏膜代谢；④肠内营养给药方便、价格低廉，无严重并发症。因此，凡胃肠功能正常或存在部分功能者，营养支持时应首选肠内营养。

一、适应证

有营养支持指征、胃肠有功能并可利用的患者均可行肠内营养支持。包括：①吞咽或咀嚼困难，如食管癌、破伤风、严重颌面部损伤等；②意识障碍不能进食，如颅脑损伤、肝昏迷等；③消化道疾病稳定期，如肠瘘、短肠综合征、炎性肠疾疾、胰腺炎等；④高分解代谢状态，如严重感染、烧伤、创伤或大手术等；⑤慢性消耗性疾病，如结核、肿瘤等。

二、禁忌证

肠内营养的禁忌证，主要包括：①完全性机械性肠梗阻、麻痹性肠梗阻；②消化道活动性出血；③腹腔或肠道感染；④严重呕吐、腹泻、吸收不良；⑤短肠综合征早期、高流量肠瘘；⑥严重感染、创伤等应激状态的早期及休克状态。

三、肠内营养制剂

肠内营养制剂不同于通常意义的食品，它是具有特殊饮食目的或为保持健康、需在医疗监护下使用，它更强调易消化吸收或无须消化即能吸收。通常根据制剂的成分分为三大类。

1.完全膳食

因其所含各种营养素全面，目前在临床上应用最为广泛。根据其蛋白质（氮源）的不同，又可分为要素膳（或单体膳）和非要素膳（或多聚体膳）。

（1）要素膳的氮源为游离氨基酸或蛋白质水解物、短肽，以不需要消化或极易消化的糖类、脂肪为能源，含有全面的矿物质、维生素和微量元素。其特点是营养成分全面，营养素极易消化，可被肠道完全吸收。但其含有单个氨基酸或短肽，适口性差，应以管饲为宜。国内临床应用的产品有 Elental（爱伦多）、Pepti-2000Variant（百普素）等。

（2）非要素膳的氮源为整蛋白，优点是营养完全，渗透压低，适口性好，不易引起胃肠道反应，对肠黏膜屏障功能有较好的保护作用。临床常用的有匀浆膳、混合奶、牛奶基础膳、无乳糖膳等。

1）匀浆膳是由牛奶、鱼、肉、蛋、水果、蔬菜等天然食物加工混合均匀制成糊状饮食。国外已有商品制剂的匀浆膳出售，国内使用的匀浆膳多为医院营养室或患者家庭自行配制。主要适用于消化道功能正常而不能进食者，胃肠道外瘘、急性胰腺炎等患者慎用。

2）混合奶是由牛奶、豆浆、鸡蛋、白糖等混合而成的液体饮食。配制简单，价格低廉，与匀浆膳相比，胃肠道刺激作用小，但营养素不全面。

3）牛奶基础膳为一种商品多聚体膳。其氮源为全奶、脱脂奶或鸡蛋清蛋白，脂肪以奶脂、大豆油、玉米油为主。适用于消化道功能正常者，其残渣量很少，对胃肠道刺激作用较小。

4）无乳糖膳不含乳糖或含乳糖酶，适用于乳糖酶缺乏或不足的患者，其氮源主要为鸡蛋清蛋白、酪蛋白、大豆蛋白的水解或分离物；糖类通常是淀粉及其水解物形成的葡萄糖多聚体；脂肪来源于谷物油、红花油、葵花油等。此外，尚含有多种维生素和矿物质，如Nutrison（能全素）、Ensre（安素）等。

2.不完全膳食

即采用组件以增加固定配方的完全膳食中的某一种或更多种营养素。组件仅是含一种或以一种营养素为主的制品，有蛋白质组件、糖类组件、脂肪组件、维生素及矿物质组件等。采用组件的目的是重组配方，如增加热量或蛋白质密度，使膳食配方更符合个体需求，但较多的不溶成分相加增加了物理不相容性，也有被微生物污染的危险性。

3.特殊需要膳食

指在特殊情况下使用的既能达到营养支持目的，又能起到治疗疾病作用的膳食。

（1）肝功能衰竭用膳为高支链氨基酸配方，其氮源为14种氨基酸，特点是支链氨基酸（亮氨酸、异亮氨酸和缬氨酸）含量较高，占总氨基酸的35%~40%，而芳香族氨基酸（色氨酸、苯丙氨酸和酪氨酸）含量较低。支链氨基酸可经肌肉代谢，增加其浓度并不增加肝脏负担，其可与芳香族氨基酸竞争进入血-脑屏障，减少假性神经递质的产生，具有营养支持和防治肝性脑病的双重作用。

（2）肾衰竭用膳为必需氨基酸配方，其氮源为8种必需氨基酸和组氨酸。使用这种配方的目的在于重新利用体内分解的尿毒氮合成非必需氨基酸，既能降低血液尿素氮的水平，缓解尿毒症症状，又可合成蛋白质，取得正氮平衡。

（3）创伤用膳适用于大手术、烧伤、多发性严重创伤及脓毒症等高分解代谢患者。其蛋白质热量分配、热量密度及支链氨基酸的含量均较一般膳食为高。常用的是Traum-AidHBC。有的创伤用膳含有RNA、精氨酸、谷氨酰胺及ω-3脂肪酸，可提高创伤患者的免疫功能，称为免疫促进膳，如Immun-Aid、Impact等。

（4）糖尿病用膳碳水化合物来源和脂肪构成应能适合糖尿病患者的需要。碳水化合物以低聚糖或多糖（如淀粉）为宜，再加上足够的膳食纤维，可缓解血糖的上升速度和幅度；含相对高比例的不饱和脂肪酸，可延缓营养液在胃内的排空速度。

四、护理评估

1.健康史

了解患者的既往健康状况及导致营养不良的原因，可判断有无肠内营养的适应证或禁忌证。

2.身体状况和辅助检查

根据人体测量指标和实验室指标，不但可判别营养不良的程度、是否具有营养支持的指征，而且可作为营养支持治疗效果观察的客观指标。

3.心理、社会状况

了解患者及家属对营养支持重要性和必要性的认知程度，对营养支持的态度、看法以及家庭经济状况，对营养支持费用的承受能力等。

五、护理诊断/合作性问题

1.营养失调：低于机体需要量

与摄入不足、无能摄入、疾病消耗过多或高分解代谢等有关。

2.有误吸的危险

与意识障碍、体位不当、喂养管移位及胃排空障碍等有关。

3.潜在并发症

胃肠道并发症（恶心、呕吐、腹胀、腹泻）、感染、代谢性并发症（高血糖和低血糖、电解质紊乱和高碳酸血症）。

六、护理目标

患者营养不良得到改善，表现为体重增加、水肿消退、低蛋白血症纠正；肠内营养期间不发生误吸；潜在并发症能被及时发现，并得到有效处理。

七、护理措施

1.建立投给途径

肠内营养投入途径有经口和管饲两种。多数患者因经口摄入受限或不愿口服而采用管饲。遵医嘱放置鼻胃管、鼻十二指肠管或鼻空肠管，或配合医生做胃造口、空肠造口等。按常规做好各留置管、造瘘管的护理。

2.营养液配制

肠内营养制剂有液体、粉剂两种。液体制剂（如能全力）无须配制，直接应用即可。粉剂需配制成一定浓度的溶液才能应用，应遵医嘱取一定量的粉剂放入有刻度的容器中，用50℃左右的温开水调成糊状，然后边加温开水边搅拌，稀释至一定容量，将配置好的营养液分装于容器（如500 mL 输液瓶）中，4℃冰箱存放，24 小时内用完。

3.输注营养液

常用方式有一次投给、间歇输注、连续输注和循环输注等。

（1）一次投给和间歇输注适用于胃内喂养。一次投给是将营养液用注射器在 5~10 min 内缓慢地注入胃内，每次 200 mL，每日 6~8 次；间歇输注是将营养液置于输液容器内，经输液管接胃管缓慢地滴入胃内，每次 250~500 mL，每日 4~6 次，每次持续 30~60 min。

（2）连续输注和循环输注适用于肠内营养。连续输注是将营养液在 24 小时内均匀输注，为目前常用的方法；循环输注是将一日的营养液在 12~16 h 内连续输注，每日在同一个时间应用。输注营养液可采用重力滴注法，也可采用营养泵输注法，后者可更准确地控制输注速度和输液容量，降低并发症的发生率，有条件时应采用此法。

4.预防误吸

误吸为常见且严重的并发症，死亡率很高。容易发生在经鼻胃管喂养者，与喂养管移位、胃排空迟缓、体位不当、咳嗽和呕吐反射减弱或消失、意识障碍等有关。经鼻胃管灌注时，应安置患者半卧位；每 4 小时或灌注前抽吸胃管，以观察有无胃潴留，并确定胃管是否在胃内，若胃内残留量超过 100~150 mL，应延迟或暂停输注；必要时，改其他途径喂养。一旦发生误吸及吸入性肺炎，应立即停止灌注，并尽量吸尽胃内容物；指导和刺激患者咳嗽，以排出吸入物和分泌物；经气管镜清除误吸物和分泌物；遵医嘱治疗肺水肿，并使用有效的抗菌药物。

5.保护黏膜、皮肤

长期留置鼻胃（肠）管者，鼻咽部黏膜因长时间受压可产生溃疡，应每日用油膏涂拭润滑鼻腔黏膜；胃、空肠造口者，导管周围可有胃液或肠液溢出，应定时换药，并用氧化锌软膏保护皮肤，以防消化液刺激引起红肿和糜烂。

6.预防胃肠道并发症

恶心、呕吐、腹胀与输注速度过快、乳糖不耐受、膳食有异味等有关；腹泻与应用某些治疗性药物、低蛋白血症使小肠吸收不良、脂肪酶缺乏使脂肪吸收障碍，或营养液渗透压过高、温度过低、输注速度过快、细菌污染等有关。为预防胃肠道并发症，输注时应注意以下情况。

（1）调节营养液温度。将营养液的温度调节至接近体温为宜，防止温度过高或过低。

（2）控制浓度和渗透压。应从低浓度开始，再根据胃肠道的适应程度逐步递增，能量密度可从 2.09 kJ/mL 起渐增至 4.18 kJ/mL 或更高。

（3）掌握输注量和速度。营养液的容量宜从少量（250~500 mL/d）开始，在 3~4 d 内逐渐达到全量；输注速度从 20 mL/h 开始，根据患者的适应程度逐步增加速度，并维持 100 mL/h 做匀速滴注，最好以输液泵控制速度。容量和浓度的交错递增将更有益于患者对肠内营养的耐受。

（4）避免营养液污染、变质。营养液最好现配现用，保持调配容器的清洁、无菌；配置好的营养液放入 4℃冰箱内保存，输注前从冰箱内取出复温至 37℃后使用；悬挂的营养液在室温下输注的时间不应超过 6~8 h，当营养液内含有牛奶及易腐败成分时，放置时间应更短；每天更换 1 次输注器具，营养管和输注管接口处应于每次输注前用乙醇消毒，喂养完毕后，用清洁纱布包裹。

（5）其他某些药物如含镁的抗酸剂、电解质等可致肠痉挛或渗透性腹泻，需经稀释后再经喂养管注入；低蛋白血症者应遵医嘱先输注人体白蛋白或血浆，以提高胶体渗透压；严重腹泻者可遵医嘱给予收敛和止泻药物。

7.预防代谢性并发症

代谢性并发症主要有高血糖、低血糖及钠钾代谢失衡等。

（1）高血糖和低血糖。高血糖常见于接受高热量喂养者或糖尿病、高代谢、糖皮质激素治疗者；监测尿糖和酮体是发现高血糖症的有效方法，一旦发现，遵医嘱给予胰岛素治疗。低血糖多发生于长期应用肠内营养而突然停止者，逐渐停止肠内营养可以预防低血糖的发生，必要时，适当补充葡萄糖。

（2）钠、钾代谢失衡。可表现为低钠和高钠血症、低钾和高钾血症等。营养液总量不足、钠或钾含量过低、腹泻等可导致低钠血症和低钾血症；营养液总量过多或钠、钾含量过高可引起高钠和高钾血症。一旦发现，遵医嘱进行对因和对症处理。

8.预防感染

与肠内营养相关的感染主要有吸入性肺炎、急性腹膜炎和肠道感染。

（1）吸入性肺炎。由于误吸所致，预防措施参见预防误吸。

（2）急性腹膜炎。由于胃、空肠造口管脱出至游离腹腔使营养液注入腹腔所致。因此，要妥善固定营养管，防止其移位或脱出，一般在胃或空肠造口管出腹壁处做好标记，每 4

小时检查 1 次，以判断喂养管是否保持在位；指导患者翻身或起床时妥善保护喂养管，避免喂养管受拖拽。若患者突然出现腹痛、胃或空肠造口管周围有类似营养液渗出、腹腔引流管引出类似营养液的液体，应立即停输营养液，并配合医生尽可能清除或引流出渗漏的营养液，应用抗菌药物，以避免继发性感染。

（3）肠道感染。因营养液污染、变质引起。配制过程中应避免一切可能污染，配制好的营养液应置于 4℃冰箱内存放，输注时，应在规定的时间内输完。

9.喂养管护理

主要是注意喂养管的妥善固定和保持通畅。

（1）妥善固定。各种喂养管均应采用妥善的方法加以固定，以防导管移位和脱出；告知患者卧床、翻身时应避免喂养管折曲、受压或拖拽。

（2）保持通畅。为保持喂养管通畅，应采用 20~30 mL 温开水或生理盐水冲洗管道。一次投给或间歇输注者每次输注前、后各冲洗 1 次，连续输注和循环输注者每间隔 4 小时冲洗 1 次，每日输注结束后冲洗 1 次，临时灌注特殊药物前、后各冲洗 1 次；若需给予药片或药丸等，应研碎加水溶解后再注入，以防药物与营养液不相容发生凝结，引起管腔堵塞。

10.肠内营养的监测

包括代谢情况、营养情况有关项目的定期和不定期测定。

（1）代谢情况。包括详细观察和记录每日液体出入量；肠内营养开始阶段每日测定尿糖和酮体，以后改为每周 2 次；定期测定血常规、肝功能、血糖、尿素氮、肌酐、钠、钾、氯、钙、镁、磷、碳酸氢盐等。

（2）营养情况。目的是确定肠内营养的效果，为调整治疗方案提供依据。监测的内容包括：①体重、三头肌皮褶厚度、上臂中点周径、淋巴细胞计数等，每周测定 1 次；②血浆蛋白，开始每周测定 2 次，以后可改为 1~2 周测定 1 次；③氮平衡，开始每日测定 1 次，以后可每周测定 1 次；④锌、铁、铜、维生素 B、叶酸等，不定期测定。

11.心理护理

给患者和家属讲解营养不良对人体健康的影响，营养支持的重要性，治疗期间需要监测的内容，可能产生的治疗费用，肠内营养的实施途径、方法、优点和可能发生的并发症等，使患者和家属心中有数、消除疑虑、知情同意，以积极的心态配合治疗和护理。

八、健康教育

1.早发现、早治疗

教育人们若由于某种原因长期不能正常进食或因慢性疾病导致近期体重明显下降、乏力等，应警惕营养不良，及时到医院检查，必要时，接受正规治疗。

2.巩固治疗、维持营养

告知患者出院后，应遵医嘱继续进行巩固治疗，以维持或进一步改善营养状态。

第三节　肠外营养支持

肠外营养（PN）系指通过肠外（通常是静脉）途径提供人体代谢所需营养素的一种方法。当患者被禁饮食，所需营养素均经静脉途径提供时称之为全胃肠外营养（TPN）。肠外营养能替代胃肠道的功能，不但能使患者在不进食的情况下获得足够的营养素，维持正常代谢和营养、获得正常生存条件；而且可使胃肠道处于功能性休息状态，减少胃肠液的分泌，有治疗某些疾病的作用。

一、适应证

有营养支持指征、胃肠功能障碍或衰竭者可行肠外营养支持。包括：①胃肠道功能障碍，如消化道瘘、胃肠道梗阻、短肠综合征、放射性肠炎等；②因疾病或治疗限制不能经胃肠道摄食或摄入不足，如重症胰腺炎及化疗、放疗、手术前后等；③高分解代谢状态，如严重感染、大面积烧伤或大手术等。

二、禁忌证

肠外营养的禁忌证，主要包括：①胃肠功能正常、适应肠内营养或5 d内可恢复胃肠功能者；②不可治愈、无存活希望、临终或不可逆昏迷者；③存在严重水电解质及酸碱平衡失调、凝血功能异常或休克者。

三、肠外营养制剂

1.葡萄糖

葡萄糖是肠外营养的主要能源物质，1 g葡萄糖可提供4 kcal热量。机体所有器官、组织均能利用葡萄糖供能，每日补充100 g具有显著的节省蛋白质的作用。成人需要量为4~5 g/（kg·d），利用能力为5 mg/（kg·min），若供给过多或输入过快，可导致高血糖、糖尿，甚至高渗性非酮性昏迷。另外，应激时机体利用葡萄糖的能力下降，多余的葡萄糖可转化为脂肪沉积在器官内引起脂肪肝，故成人每日供给葡萄糖总量不宜超过300~400 g，占总能量的50%~60%。为促进合成代谢和葡萄糖的利用，可在营养液中按比例添加胰岛素，一般4~8 g葡萄糖+1 U胰岛素。

2.脂肪乳剂

脂肪乳剂是肠外营养的另一种重要能源物质，1 g脂肪可提供9 kcal热量。脂肪乳以大豆油或红花油为原料，以磷脂为乳化剂，具有良好的理化稳定性，微粒直径与天然乳糜微粒相仿。脂肪乳剂可按其脂肪酸碳链长度分为两类：一类由100%长链三酰甘油（LCT）构成；另一类是由50%中链三酰甘油（MCT）和50%LCT混合而成的中/长链三酰甘油（LCT/MCT）。

LCT内包含人体的必需脂肪酸——亚油酸、亚麻酸及花生四烯酸；MCT的主要脂肪酸是辛酸及癸酸。MCT在体内代谢比LCT快，代谢过程不依赖卡尼汀（肉毒碱），且极少沉积在器官、组织内；但MCT内不含必需脂肪酸，且大量输入后可致毒性反应。LCT制剂有英托利匹特（intralipid）、力基（intralipos）等，临床上应用很普遍；LCT/MCT制剂有力能 MCT（lipovenrosMCT）、力保脂宁（lifofundin）等，适用于特殊情况如肝功能不良患者。成人脂肪乳剂的供给量为 1~2 g/（kg·d），占总能量的 20%~30%。当脂肪与葡萄糖共同构成非蛋白质能量时更符合生理，二者的比例为 1∶2~2∶3。

3.复方氨基酸

氨基酸构成肠外营养的氮源，用于合成人体的蛋白质。复方氨基酸溶液品种繁多，都按一定的模式配比而成，可归纳为平衡型与非平衡型两类。平衡型氨基酸溶液所含必需氨基酸（8 种）与非必需氨基酸（8~12 种）的比例符合正常机体代谢的需要，适用于大多数患者；非平衡型氨基酸溶液的配方多针对某一疾病代谢特点而设计，兼有营养支持和治疗的双重作用。临床选择须以应用目的、病情、年龄因素为依据。成人氨基酸的供给量为 1~1.5 g/（kg·d），占总能量的 15%~20%。

4.电解质

电解质是参与调节和维持人体内环境稳定所必需的营养物质，肠外营养时需补充钾、钠、钙、氯、镁及磷。常用制剂有：10%氯化钾、10%氯化钠、10%葡萄糖酸钙、25%硫酸镁及甘油磷酸钠（含磷 10 mmol/10ml）等。

5.维生素

维生素分为水溶性和脂溶性两大类。水溶性维生素包括 B 族维生素、维生素 C 和生物素；脂溶性维生素包括维生素 A、D、E 和 K。水溶性维生素体内无储备，不能正常进食时，则会缺乏；脂溶性维生素体内有一定储备，短期禁食者不致缺乏。在感染、手术等应激状态下，人体对部分水溶性维生素如维生素 C、B 等的需要量增多，应适当增加供给量。常用的水溶性维生素制剂为水乐维他、脂溶性维生素制剂为维他利匹特。

6.微量元素

对临床具有实际意义的微量元素有锌、铜、铁、硒、铬、锰等。这些元素参与酶的组成、三大营养物质的代谢、上皮生长、创伤愈合等生理过程，长期 TPN 时，需注意补充。常用制剂为安达美、派达益尔。

四、护理评估

1.健康史

了解患者的既往健康状况及导致营养不良的原因，可判断有无肠外营养的适应证或禁忌证。

2.身体状况和辅助检查

同本章第二节肠内营养支持。

3.心理、社会状况

同本章第二节肠内营养支持。

五、护理诊断/合作性问题

1.营养失调：低于机体需要量

与摄入不足、无能摄入、疾病消耗过多或高分解代谢等有关。

2.潜在技术性并发症

气胸、空气栓塞、血栓性静脉炎等。

3.潜在感染性并发症

穿刺部位感染、导管性脓毒症、肠源性感染。

4.潜在代谢性并发症

电解质紊乱、糖代谢紊乱、脂肪代谢紊乱、肝胆系统损害。

六、护理目标

患者营养不良得到改善，表现为体重增加、水肿消退、低血清蛋白血症纠正；潜在并发症能被及时发现，并得到有效处理。

七、护理措施

1.建立投给途径

肠外营养输注途径有经周围静脉和中心静脉两种，具体选择应视病情、营养液组成、输液量及护理条件等而定。对于短期（<2 周）、部分营养支持或中心静脉置管和护理有困难者，可采用周围静脉输注；对于需长期、全量营养支持者，以选择中心静脉（如锁骨下静脉或颈内静脉穿刺置管）输注为宜。目前临床采用经外周穿刺中心静脉置管（PICC），与锁骨下静脉穿刺和颈内静脉穿刺比较，具有安全、并发症少、操作简单、带管时间长、护理方便、不影响患者日常生活等优点，是进行长期肠外营养的极佳途径。

2.营养液配制

若采用全营养液混合输注，应将所有营养成分进行混合后装入由聚合材料制成的 3 L 输液袋或玻璃容器内，为保证营养液中各成分的稳定性，配制时应按照一定的顺序：①将电解质和微量元素分别加入葡萄糖溶液和氨基酸溶液内；②将水溶性维生素加入葡萄糖溶液内；③脂溶性维生素加入脂肪乳剂内；④将葡萄糖与氨基酸溶液混入 3 L 输液袋内；⑤最后把脂肪乳剂缓缓混入 3 L 输液袋内。为避免降解，营养液内不宜添加其他治疗用药如抗生素等。营养液最好现配现用，若配制后暂时不用，可置于 4℃冰箱内保存，并在 24 小时内输完。

3.输注营养液

常用方式有全营养混合液（TNA）或全合一（AIO）输注和单瓶输注两种。

（1）TNA 或 AIO 输注该方式是将全天所需的营养物质按照上述营养液配制方法配制好以后再输注。这种方法科学、合理，其优点是：①多种营养素同时进入体内，热氮比合理，增加节氮效果；②简化输液过程，节省护理时间；③降低代谢性并发症的发生率；④减少污染机会。

（2）单瓶输注。在无条件以全营养混合液输注时，可采用此方法输注，但由于各营养素非同步输入，不利于营养素的有效利用。此外，单瓶输注葡萄糖或脂肪乳剂，可因单位

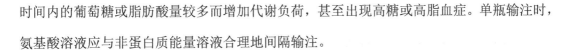

时间内的葡萄糖或脂肪酸量较多而增加代谢负荷，甚至出现高糖或高脂血症。单瓶输注时，氨基酸溶液应与非蛋白质能量溶液合理地间隔输注。

4.并发症的观察与护理

应加强对技术性、代谢性及感染性并发症的观察和护理。

（1）技术性并发症：主要有气胸、空气栓塞、血栓性静脉炎、血管或胸导管损伤等。

1）气胸。若在中心静脉穿刺或置管后，患者出现胸闷、胸痛、呼吸困难，同侧呼吸音减弱等表现，应怀疑此症，尽快协助医生处理。

2）空气栓塞是最危险的并发症。应以防为主，锁骨下静脉穿刺时安置患者平卧、屏气，置管成功后妥善连接输液管道，输注结束后旋紧导管塞；一旦出现空气栓塞症状，立即安置患者左侧卧位，并配合急救。

3）血栓性静脉炎多见于外周静脉营养输注时，一旦输注静脉出现红肿、条索状变硬、触痛等，即按血栓性静脉炎护理。给予局部湿热敷、外涂抗凝、消炎药膏等，更换穿刺部位，禁止局部按摩。

4）其他血管损伤和胸导管损伤。前者为同一部位反复穿刺所致，表现为局部出血或血肿，一旦发现立即退出穿刺针，局部压迫止血；后者可发生于左锁骨下静脉穿刺时，表现为有清亮的淋巴液渗出，一旦发现立即退针或拔出导管。

（2）代谢性并发症：主要有非酮性高渗性高血糖性昏迷、低血糖性休克、高脂血症及肝胆系统损害等。

1）非酮性高渗性高血糖性昏迷。由于单位时间内输入过量葡萄糖或体内胰岛素相对不足引起。若发现患者尿量突然增多、意识改变，应怀疑此症，立即告知医生并协助处理；常用措施为停输葡萄糖溶液或含大量葡萄糖的营养液，输入低渗或等渗氯化钠溶液（内加胰岛素），以使血糖水平逐渐下降。

2）低血糖性休克。由于突然停输高渗葡萄糖溶液或营养液中胰岛素含量过多所致。若患者出现脉搏加速、面色苍白、四肢湿冷、乏力，甚至血压下降、意识改变等，应考虑低血糖性休克；立即遵医嘱给予高渗糖静脉推注或输注葡萄糖溶液；预防此症的有效方法是采用 TNA 方式输注。

3）高脂血症或脂肪超载综合征。若脂肪乳剂输入速度过快或总量过多，可发生高脂血症。表现为发热、急性消化道溃疡、血小板减少、溶血、肝脾大、肌肉疼痛等，一旦发现上述症状，应告知医生，并立即停止脂肪乳的输注。

4）肝胆系统损害主要表现为肝酶谱异常、肝脂肪变性和淤胆等，可能与长期 TPN、配方不合适或胆碱缺乏有关。一般经减少总能量供给、调整葡萄糖与脂肪的比例、更换氨基酸制剂或停用 TPN 1~2 周后即可得以逆转。

（3）感染性并发症主要为穿刺部位感染、导管性脓毒症和肠源性感染，与患者免疫力降低、静脉穿刺置管技术缺陷、局部护理不当和营养液配制不合规范等多方面因素有关。了解穿刺部位有无红肿、压痛，有无临床难以解释的发热、寒战、反应淡漠或烦躁不安甚至休克等，若有上述情况，应考虑感染性并发症。对怀疑导管性感染者，必须立即拔管，将导管尖端剪下两小段，并同时采取外周血，分别做细菌和真菌培养，做抗菌药物敏感试验；重新建立周围静脉通道，更换输液系统和营养液，遵医嘱使用有效抗菌药物；若病情需要，观察 12~24 小时后更换部位重新穿刺置管。若疑为肠源性感染，除使用抗菌药物外，还应尽可能应用肠内营养或在肠外营养时增加经口饮食机会。

5.发热反应的观察与护理

肠外营养液输注过程中可能出现高热，与营养素产热有关，一般不经特殊处理可自行消退，部分患者可予物理降温或服用退热药。但如患者持续高热或发热经一般处理无效，须警惕发热为感染所致，应及时告知医生，协助排查原因和进行相应的处理。

6.输液导管护理

①妥善固定输液导管，以防止滑脱；②保持导管通畅，避免导管折曲、受压；每次输液结束时应使用肝素稀释液封管，以防导管内凝血堵塞导管；③避免经输液导管采血、给药、输血等，以免增加感染和堵管的机会；④穿刺部位换药，每日 1 次，观察并记录有无红肿热痛等感染征象，一旦发生感染，根据医嘱做相应处理，必要时拔除导管。

第六章　血液净化护理

第一节　血液透析常规护理

一、血液透析前的护理

（一）透析机的准备

开启血液透析机，检测血液透析机各部件工作状况，进入透析准备，连接透析浓缩A、B液。

（二）患者的评估

1.患者病情的评估

了解患者一般情况，如神志、生命体征、透析时间、透析次数；询问并检查患者有无皮肤黏膜及胃肠道出血、便血，女患者要询问是否月经期；观察患者有无水肿及体重增长情况；患者原发病及有无其他并发症，如肿瘤、高钾血症、酸中毒等。

2.患者血管通路的评估

检查患者是自体动静脉内瘘，还是移植血管，或是深静脉留置导管，或是未建立血管通路；检测内瘘通畅情况，穿刺肢或置管处皮肤有无红肿、溃烂、感染；如通路闭塞应通知医师进行通路修复处理；深静脉置管者检查缝线有无脱落，固定是否妥善，置管口有无出血、红肿或分泌物；未建立血管通路者评估外周血管条件。

3.超滤量的评估

指导患者正确测量体重，掌握以患者体重变化为依据正确计算超滤量的方法。患者每次测量体重时须使用同一体重秤，并穿同样重量衣物，如患者衣物有增减应先将衣物称重后再与透析前、透析后体重相加减，计算当日超滤量。

4.干体重的评估

干体重是患者目标体重或称理想体重，是指患者体内既无水钠潴留，也没有脱水时的体重，是在患者透析治疗结束时希望达到的体重。无尿肾衰竭患者均存在体液潴留，透析治疗要使患者达到干体重，往往需要经过几次透析后才能确定。干体重是动态变化的，与患者的精神状态、食欲改善、食量增加等因素也密切相关，故应注意根据患者具体情况给予修正。

（三）护理准备

1.物品准备

准备透析用相关物品，所有无菌物品必须在有效期内。透析器的选择应根据患者的透析方案确定。

2.透析器及管路的冲洗

准备正确安装透析器及管路并检查连接是否紧密、牢固。按血液净化标准操作规程进行预冲。复用透析器冲洗前做好有效消毒浓度及冲洗后残留消毒液浓度检测方可使用。

3.透析参数设定

根据医嘱正确设定患者的透析参数，如超滤量、抗凝血药、透析方式、透析时间、透析液温度，是否需要选择透析治疗方式，如钠浓度、序贯透析、超滤程序等。

4.上机连接的护理

（1）按血液透析上机操作流程连接血管通路与透析管路，开启血泵 80~100 mL/min。

（2）连接好静脉回路后渐增血流量至该患者透析治疗医嘱规定的血流量 200~300 mL/min。

（3）查对已设定透析参数是否正确。

（4）核查整个血液体外循环通路各连接处有无松动、扭曲；透析管路上各侧支上的夹子是否处于正常开、闭状态；静脉压力监测是否开启；机器是否进入正常透析治疗状态。

（5）妥善固定好透析管路，保持通畅。

二、血液透析中的护理

（一）严密观察巡视

（1）每 30~60 min 巡视 1 次，根据病情每小时测量血压、脉搏并记录。

（2）观察患者穿刺部位或置管口有无出血、血肿。

（3）观察透析器、透析血管通路内血液的颜色变化，有无凝血。

（4）观察机器运转、超滤状况；观察跨膜压、静脉压变化，如有异常情况及早发现及早处理。

（二）观察血压变化，发现问题及时处理

（1）血液透析患者治疗中低血压的发生，在透析治疗之初往往与心功能差或以往合并心脏疾病有关；经过透析治疗 2 h 后患者血压降低往往与超滤量多、电解质改变有关。患者在治疗中发生低血压后，应正确分析原因酌情及时处理。

（2）透析中高血压的处理一般发生在治疗 2 h 后，即经过治疗清除体内潴留水分后，血压仍无下降趋势时应遵医嘱给予降压药物。对于水、钠大量潴留的患者，降压药不宜给予过早，避免因血压降至正常后，患者不能耐受大量除水，给必要的超滤治疗造成困难。

（三）随时观察患者心率、呼吸、神志及病情的变化

（1）观察患者心率与呼吸、神志的变化，每小时记录 1 次。心率的异常在每个透析时段均有发生，应注重它的突然变化或透析 2 h 以后的改变及心电图改变。原有合并心脏疾病的心率异常，多发生在透析治疗开始；心功能代偿引起的心动过速，多在治疗第 2~5 h 发生。

（2）呼吸与神志在透析治疗中一般无明显改变，只在危重患者治疗时或患者病情发生危重变化时（如脑出血、低血容量性休克等）才可见到。

（3）在血液透析治疗中，护士应严密观察患者的病情变化、过敏反应和并发症的发生。最常见的并发症，按发生的频率排列为：低血压、恶心、呕吐、肌肉痉挛、头痛、胸痛、发热和寒战。

（4）在治疗开始及结束前测量体温。

三、血液透析结束时的护理

（一）回血护理

（1）血液透析结束时测量患者血压、心率，观察并询问患者有无头晕、心慌等不适。

（2）回血时护士必须精力集中，严格按照操作规程进行回血，防止误操作造成出血和空气进入的不良事件。

（3）如患者在透析中有出血，如牙龈出血，在回血时按医嘱用鱼精蛋白中和肝素。

（4）如回血前伴有低血压症状，通知医师，回血后应再测量，并观察患者的病情，注意排除其他原因导致的血压下降，嘱患者血压正常后才能起床离开。如生活不能自理、老年人、儿童患者离开时，护士应给予协助。

（5）记录并总结治疗状况。

（二）回血后患者止血处理

（1）内瘘患者穿刺点用无菌敷料覆盖。

（2）拔针时用 1.5 cm×2 cm 大小的纱布卷压迫穿刺部位。

（3）弹性绷带加压包扎止血，力量以既能止血又能保持穿刺点上下两端有搏动或震颤。

（4）15~20 min 缓慢放松，防止压迫时间过长内瘘阻塞。

（5）止血贴继续覆盖在穿刺针眼处 12 h 后再取下。

（6）指导患者注意观察有无出血，若有出血，应立即用手指按压止血，同时寻求帮助。

（7）指导患者穿刺处当天保持干燥，勿浸湿，预防感染。

（三）透析机的消毒保养

透析结束后每班护士根据要求对机器进行消毒、机器外表面清洁维护、更换床单位，避免交叉感染。

第二节　血液透析治疗的观察与处理

透析治疗中的护理观察和处理大体分为两类：对透析设备方面的观察与处理；透析患者的观察与护理。

在实际操作中遇到问题，又存在着两者的交叉处理。前者为透析技术，操作不当会发生溶血、凝血、漏血、空气栓塞、血行性感染等，其发生率与技术操作的人为因素有关，在这方面主要是提倡护理人员工作责任心，遵守操作规程与熟练的操作技术相结合，防患于未然；后者为透析护理，如透析治疗中患者失衡综合征、血压异常、心律异常、发热、肌肉痉挛、免疫与过敏反应等的发生，与患者体质、机体对治疗耐受程度有关，其结果与护士工作经验，处理是否及时、正确、到位密切相关，两者均为透析治疗中护理工作重点和护理人员必须掌握的技能。

血液透析治疗过程中对患者的观察与血液透析治疗的原理密切相关。血液透析是利用特殊材料的半透膜制成中空纤维管，血液运行在中空纤维管腔内，透析液运行在中空纤维管外，以透析膜将血液与透析液隔开，在血液与透析液逆向流动的过程中，通过透析、弥散、渗透、压力梯度等原理，清除患者体内滞留的中、小分子代谢产物及水、电解质，纠正酸中毒并补充患者体内缺乏的电解质，维持机体酸碱平衡及内环境的稳定。

应用半透膜及相关原理对患者血液进行净化的同时，在短时间内伴随患者体内大量代谢产物快速被清除，会引起患者血流动力学及机体内环境的改变。因此在透析治疗中应当注意观察透析治疗对患者的影响，观察患者生命体征、病情变化，及时处理突发事件是护士的主要责任。

血液透析中最常见的并发症为血压、心率的改变及失衡综合征的发生，对患者并发症的观察与护理措施如下。

一、对患者血压的观察及处理

在血液透析治疗中最常见的并发症是高血压与低血压。

（一）透析治疗中的低血压

1.发生原因

透析开始血液被引入体外的血液回路内循环，使患者体内血容量减少（循环血量据透析器的大小而不同，约为 200 mL/min），再经过透析 4 h 的超滤和清除毒素使体内循环血量减少，血液渗透压降低。在血液透析治疗中，由于除水使患者血压有不同程度下降，真正需要进行处理的低血压发生率占 7.24%。肾衰竭患者的水钠潴留是普遍存在的，透析治疗前要求患者体重不超过干体重的 3%~5%或透析期间每天体重增加不应超过 1 kg。治疗中超滤速度过快，超滤量＞1000 mL/h 以上；超滤量过多＞干体重 5%以上，易导致血浆容量在短时间内急速下降，当下降程度超过机体耐受性，患者则会出现心率增快、血压降低、面色苍白、冷汗淋漓、四肢厥冷、恶心、呕吐等低血容量性休克的表现，严重者出现表情淡漠、嗜睡、抽搐、昏迷等。

引起低血压的原因还有血流动力学的改变对原有心脏疾病的影响。如老年、糖尿病透析患者多合并心脏疾病，尿毒症性心肌损害如心肌炎、心包炎等，在血容量降低心肌缺血时，均会发生心率的改变，甚至出现心力衰竭引起血压的降低。在观察中可见，由于心脏原因引起的血压变化最初是随心率的改变而升高或降低的。

引起低血压的原因还有低钠透析液使患者血浆渗透压降低，机温过高使外周血管扩张，使回心血量减少及患者体内电解质及酸碱平衡的改变，低氧血症、低蛋白血症、甲状旁腺功能减退、自主神经功能紊乱、动脉硬化等多种因素。归纳起来最常见的原因是：血容量降低、渗透压降低、超滤速度过快。

护理上观察极为重要，当患者血容量降低之初，表现为迷走神经兴奋如频繁打哈欠，由于心脏功能的代偿最早表现为心率增快。及早发现，及时补充生理盐水，提高循环血量，及时停止超滤或减慢超滤速度，对防止病情恶化极为重要。

2.处理措施

透析患者本身存在着水钠潴留性高血压，随着透析超滤的进行，血压会逐渐下降。一般对血压逐渐降低只需注意观察，但对血压急剧下降，或血压下降伴随心率改变并有症状者，均应给予积极关注、适当处理。低血压的发生时间，有70.37%均发生在血液透析第3 h、第4 h，应引起特别注意。

（1）严密观察血压变化，测量血压每0.5~1 h一次，发现异常及时通知医生，必要时随时监测。

（2）发现低血压后立即停止除水。

（3）摇低床头使患者头低足高位。

（4）补充血容量，遵医嘱给予生理盐水100~200 mL。

（5）提高血浆晶体或胶体渗透压。10%氯化钠注射液10 mL，静脉注射；50%葡萄糖注射液20 mL静脉注射；人血清白蛋白5~10 g静脉注射。

（6）使用升压药物。生脉注射液20~40 mL静脉注射或日服盐酸米多君片等。

（7）症状缓解后重新设定除水量、减慢除水速度或停止除水。

（8）安慰患者，待病情好转后针对患者进行健康教育，积极采取预防措施。

（9）对回血前、后发生的低血压应教会患者如何保护和观察内瘘是否通畅。

3.预防措施

（1）改变治疗方法。对长期低血压患者可使用高钠透析液（氯化钠140~145 mmol/L）或采用在线血液滤过（HF）、血液透析滤过（HDF）等方法，对大量水潴留的患者使用程序除水、单超或序贯透析。

（2）劝告患者限制盐的摄入量，减少透析间期饮水量，防止饮水过多致使体重增长。

（3）对患者干体重进行再探讨，根据心胸比值重新确定干体重的设定值，不要过度除水；去除患者特殊因素如有腹腔积液而实际外周水肿并不明显等情况。

（4）指导患者在透析之后视血压实测值服用降压药物。

（5）对易发生低血压的患者在透析过程中最好不要进食。

（6）确定心功能状态，有无合并心肌炎、心包积液等。

（7）纠正贫血，纠正低蛋白血症，加强饮食指导，增加蛋白质摄入量。

（8）考虑使用血容量监测。

（二）透析治疗中的高血压

1.发生原因

在血液透析治疗中高血压的患者占80%以上，与年龄无关。大体分为容量依赖型高血压及肾素依赖型高血压，前者与水在体内大量滞留，血容量过多有关；后者与超滤后血容量降低刺激容量感受器，使肾素-血管紧张素系统功能亢进，末梢毛细血管收缩增强有关。还与升压物质相对清除过慢，浓度相对升高有关。

容量依赖型高血压多发生在透析治疗开始，随着体内潴留水分的大量被清除，血压逐渐下降，也可降至正常。肾素依赖型高血压则随着体内潴留水分的大量被清除，血容量降低刺激容量感受器，使交感神经兴奋肾素分泌增加，及血浆中儿茶酚胺浓度异常升高，引起外周血管收缩而使血压逐渐升高。这类患者多发生在治疗2 h以后，患者会出现头痛、恶心、呕吐，严重者甚至在薄弱环节发生出血（如脑出血，患者还会出现意识障碍、昏迷等）。由于治疗中使用抗凝血药物，预后往往很严重。一般在收缩压达到180 mmHg时，应及时通报医师及时处理，防止脑血管意外等情况的发生。

2.处理措施

（1）患者发生高血压后应及时告知医生。

（2）容量依赖型高血压的治疗方法为适当除水，将患者体重维持在干体重水平。过早地给予降压药物会造成血压降低后对大量除水的不耐受。

（3）肾素依赖型高血压的处理一般是在血液透析（HD）治疗后2 h给予降压药物，如硝苯地平10 mg口服或卡托普利12.5 mg口服等。

（4）在回血前血压＞200/100 mmHg时应慎重处理（延迟回血），应先使用降压药物，待血压下降至180/100 mmHg后再进行回血操作，血流量降低为80 mL/min进行回血治疗。对老年患者，应注意防止脑血管意外的发生。

3.预防措施

（1）合理应用降压药物，观察患者降压药物的服用及疗效。

（2）观察总结患者干体重控制情况。

（3）指导患者低钠饮食，控制水的摄入量。

在血液透析治疗中对高血压与低血压的管理非常重要，是防止心脑血管并发症的重要方面并关系到患者的长期存活率与生活质量，应针对患者个体制定护理方案，观察患者服用降压药物的疗效，督促医生对患者降压药物进行调节。

血液透析患者的血压应维持在 140/90 mmHg 以下，但由于患者的情况不同，应根据患者不同的降压效果区别对待。如高龄及糖尿病肾病患者，合并血管病变、动脉硬化及缺血性心脏疾病等比较多，循环系统的调节功能低下，透析中易发生低血压或直立性低血压。

二、对患者心律改变的观察与处理

1.发生原因

在透析治疗中，部分患者主诉心慌、胸闷、气短，出现恶心、呕吐、心律失常、血压不稳定等情况。检查心电图可见心房纤颤，室性/室上性期前收缩，窦性心动过速、过缓，右束支传导阻滞等多种表现。在血液透析治疗中各种电解质及 pH 的改变，特别是钾离子、钙离子的浓度变化直接影响心肌收缩力。钙离子参与心肌兴奋-收缩偶联过程，心肌细胞膜上钙离子通透性增强时，钾离子通透性减弱，心肌兴奋增高，心肌收缩力加强、心率加快，反之心率减缓。

血液透析开始时血液的引出及大量超滤后，循环血量的减少所产生的血流动力学的改变增加了心脏的负担，更加重了原有心脏疾病的心肌缺血症状，血容量的降低刺激交感神经兴奋，释放肾上腺素、去甲肾上腺素，产生儿茶酚胺的增加，刺激心肌细胞膜上的β受体使心肌兴奋性增强，收缩力增加，心搏加快，多种关联因素均可诱发心律异常。

透析患者由于高龄、糖尿病肾病及脂肪代谢的紊乱，使心血管并发症发病率高。在透析患者死因中，心血管疾病占第一位，应引起高度重视。在血液透析治疗中患者出现心律异常时应及时通报医师，及时按医嘱处理。

2.处理措施

（1）观察患者心率/心律变化情况，对病情严重者协助医生做心电图，必要时进行心电监测。

（2）严格执行医嘱设定血液流量及除水量，并根据病情随时调整。

（3）遵医嘱给予患者吸氧，及时准确使用药物，如硝酸甘油、丹参制剂、毛花苷C、普萘洛尔等。

3.预防措施

（1）充分透析清除毒素，避免由于代谢产物的蓄积造成心肌的损害。

（2）避免除水过多、过快造成的冠状动脉血流量减少致使心肌缺血。

（3）尽量减少血流动力学对患者心脏的影响，如减慢血液流量150~180 mL/min，使用小面积透析器，延长透析时间或改为腹膜透析。

（4）合理控制血压。

（5）改善贫血，应维持血细胞比容在0.35~0.54。

（6）防止透析治疗中低氧血症的发生，使用生物相容性好的透析器与适当吸氧。

（7）加强饮食指导防止钾过多地摄入。

三、对患者失衡综合征的观察与处理

1.发生原因

肾衰竭患者代谢产物及电解质在体内大量蓄积，如钾、钠、氯、尿素氮、肌酐、肌酸等在血液中浓度很高，使血浆渗透压增高。由于血液透析治疗，短时间内代谢产物即被清除，导致浓度的迅速降低，血浆渗透压也随之降低。由于血-脑屏障，脑脊液中毒素的清除速度较血液慢，形成了渗透压差，使血液中的水分进入颅内而发生脑水肿。患者出现头痛、恶心、呕吐、烦躁不安、痉挛，严重者可出现意识障碍，称为失衡综合征。

2.护理措施与预防

（1）失衡综合征多见于尚未适应透析治疗的患者。为了避免失衡综合征的发生，对初次接受血液透析治疗的患者一般采用低效透析方法，包括减慢血流速度，应用面积小的透析器，短时间及每日连续透析的方法进行诱导。

（2）提高透析液中的钠浓度，可在治疗结束前 1 h 给予 50%葡萄糖注射液 20~40 mL 静脉注射，提高患者血浆晶体渗透压，使患者能够适应透析治疗后再逐渐纳入常规透析。

（3）发生失衡综合征时遵医嘱给予降颅内压等对症处理。

四、对患者免疫反应与过敏反应的观察与处理

1.发生原因

当血液与透析膜接触时，某些膜表面上的游离羟基激活补体，产生补体片段 C3a、C5a，这些致敏毒素在迅速返回体内时引发过敏反应。组胺的释放刺激皮肤瘙痒，细胞激肽的产生刺激体温升高，前列腺素使末梢血管扩张血压降低，同时对白细胞有异化作用，使白细胞沉积在肺静脉毛细血管床，不仅使肺血管内血液淤滞，而且血小板释放的血栓素使肺血管收缩形成肺动脉高压，影响肺泡扩张造成低氧血症。

在透析液被细菌污染情况下，内毒素可透过透析膜进入血液与蛋白结合，刺激单核细胞释放白介素、肿瘤坏死因子、细胞激肽等炎症物质，引起患者瘙痒、发热、哮喘、休克等。

过敏反应的发生与透析器及血液回路的生物相容性（如原材料、质量、消毒方式）及操作方法密切相关，亦与治疗中用药、输血、输蛋白等诸多因素有关，并且还与患者本身是不是过敏体质及个体耐受性有关（如透析器首次使用综合征）。血液透析中过敏反应常常发生在治疗开始和用药、输血后，发现患者出现瘙痒、皮疹，应引起注意，特别是在治疗之初患者出现胸闷、呼吸困难应立即报告医师并做好抢救准备。

2.护理措施

（1）吸氧。

（2）抗过敏药物的应用如地塞米松 5mg 静脉注射。

（3）对症治疗的配合。

（4）回血。

五、对患者肌肉痉挛的观察与处理

1.发生原因

血液透析治疗中超滤过多，使血容量降低、血压下降。毛细血管收缩以补充血容量，使末梢微循环灌注量不足，组织缺氧。透析中钠的清除及使用低钠、低钙透析液，使电解质发生改变。酸碱平衡失调、长期透析患者卡尼汀（肉毒碱）丢失，均可使患者在治疗中出现肌肉痉挛。一般多以下肢发生的频率高，也可发生在腹部及上肢。

2.护理措施

（1）通常处理方法以血压变化决定，血压低以补液（如生理盐水 100~200 mL 静脉注射）、提高血浆晶体渗透压（如静脉给予高渗糖、高渗盐等）为主；血压无变化时以补充钙制剂（如静脉给予 10%葡萄糖酸钙）为主。

（2）长期透析患者应补充卡尼汀（如静脉给予雷卡）。

（3）给予局部热敷或按摩。

3.预防措施

（1）确认干体重的设定值是否正确，透析超滤量是否适当。

（2）透析液中的钠浓度与钙浓度设置是否合理。

（3）透析患者均存在不同程度的钙磷代谢异常，观察患者纠正钙、磷代谢异常的疗效，及时与医师通报非常必要。

六、对患者体温异常的观察与处理

1.发生原因

通常在透析治疗时患者体温无明显变化。但是血液透析患者本身存在中性粒细胞功能低下，淋巴细胞不仅功能低下且数量少，使得透析患者细胞免疫与体液免疫均功能低下；常有患者自身存在感染，在透析治疗中发生体温升高的情况，多表现为寒战、高热。

体温升高还与透析相关因素有关：①直接因素，如透析器与血液回路在连接操作中被污染；②间接因素，如透析液有污染使内毒素过膜等引起血行的污染；在治疗中输血或血浆制剂等。另外，透析治疗中患者体温降低，往往由超滤量过多、循环末梢血管收缩及机温过低引起。

2.护理措施

（1）严格执行无菌操作原则，阻断感染途径，特别是连接透析器及回路、皮肤消毒等各个环节。

（2）严格执行操作规范，如机器消毒和酸洗，防止污染与交叉感染。

（3）患者自身合并感染者要遵医嘱应用抗生素。

（4）物理降温或药物降温等对症处理。

（5）对于体温降低在处理上可适当提高机器温度，纠正血容量不足，给予适当的热水袋及保暖处理。

第三节　血液透析滤过技术及护理

血液透析滤过（HDF）是血液透析（HD）和血液滤过（HF）的结合，兼具有两者的优点。理论上，在单位时间内比单独的 HD 或 HF 治疗清除更多的中小分子物质，因此普遍认为 HDF 是目前较好的透析治疗方法。现已广泛应用于临床，并成为血液净化骨干层护士必须掌握的专门技术。

一、血液透析滤过的基本原理

血液透析滤过是血液透析和血液滤过的联合，即通过弥散和对流两种机制同时进行溶质的清除。

在血液透析滤过过程中，血液中小分子物质的弥散效率取决于膜的大小以及膜两侧的液体动力学，中分子物质的对流速率则取决于膜的通透性、滤过率以及溶质的筛漏系数。与单纯的血液透析和血液滤过相比，进行 HDF 时，血流动力学稳定，较少发生低血压，单位时间内清除效率更高。

血液透析滤过已经成为近年来临床上被维持性血液透析患者推崇的理想的血液净化治疗模式。

二、血液透析滤过的适应证

1.顽固性高血压

药物和血液透析不能控制的顽固性高血压患者，应用血滤后，血压都恢复正常。可能与血滤时清除了血浆中某些加压物质有关。也可能与血滤时心血管系统及细胞外液比较稳定，减少了对肾素-血管紧张素系统的刺激有关。

2.水潴留和低血压

对于水潴留伴有低血压的患者，不可能通过血透排除足够的水分，因为透析早期即出现低血压和虚脱。这些患者如果改换血液滤过，循环障碍的表现明显改善。血滤最主要的优点就是能清除大量的液体而不引起低血压。

3.高血容量性心力衰竭

这类患者在血液透析时往往会加重病情，而血液滤过则可减轻或治疗这类心力衰竭，因为：①血液滤过可迅速清除过多的水分，减轻心脏前负荷；②虽然脱水效果好，使血容量减少，但它属于等渗脱水，使外周血管阻力增高，保持了血压稳定性；③清除大量水分后，血浆清蛋白浓度相对升高，有利于周围组织水分进入血管内，减轻水肿；④无须使用醋酸盐透析液，避免了由此引起的血管扩张和心脏收缩力抑制。由于上述种种优点，故对于利尿剂无反应的心功能不全患者，血液滤过是一个有效的治疗方法。

血液滤过虽然有它有利的一面，但使用起来也有它的缺点：①由于需要补充大量的置换液，所以费用高；②容量平衡失调。如果滤过器没有自动化容量平衡装置，全靠人工操作，不是容量不足产生低血压，就是容量过多而增加心脏负荷；③对小分子物质清除较血液透析差。

三、血液透析滤过的临床应用

（一）设备及物资准备

1.血液透析滤过器

血液透析滤过器是决定 HDF 治疗效果的关键，必须使用高通量的透析器，具有很高的超滤系数。

选用的高通量透析器应具有以下特点：①理化性质稳定；②生物相容性好，无毒性；③不易吸附蛋白质；④对水分具有高通过性、高滤过率，如 F60、F80、17R、14S 等滤过器。

2.血液透析滤过机

血液透析滤过机与血液透析机除有相同监护装置外，另有置换液泵和液体平衡装置。血液透析滤过机可根据需要选择血液透析、血滤、血液透析滤过模式。因在 HDF 治疗中对液体平衡要求高，如果在治疗时液体置换过量或不足，均可导致容量性循环问题，甚至危及生命。所以，血液透析滤过机需保持连续监测液体平衡的有效功能，以保证滤出液与置换液进出的平衡。现代的血液透析滤过机还能够在线生产超纯透析液，作为置换液使用。

3.在线生产的超纯透析液（on-line 置换液）

在线生成置换液的方法是指由反渗水和浓缩液（或粉末）通过透析机的比例配制生成的透析液，大部分进入血液滤过器膜外完成透析功能，少部分流经机器内置的聚砜膜、双聚合膜或聚酰胺膜细菌过滤器，经过 1~2 次滤过，形成无菌置换液后由置换液管路输入体内。

4.专用置换液输入管路

不同的血液透析滤过机配置有与之配套的置换液输入管路。

（二）血管通路

血液透析滤过的血管通路与血液透析相同，用动静脉内瘘或中心静脉留置导管。为了达到理想的治疗效果，血流量要求较血液透析高，一般应大于 250 mL/min。

（三）置换液补充方法

1.前稀释法

前稀释法是指置换液于滤器前的动脉端输入。该方法的特点是血液在进入滤器前已被稀释，不易在滤过膜上形成覆盖物，可延长滤器的使用寿命；输入的置换液在经过滤器时可通过超滤排除，因此输入的置换液量不受限制，但成本增加，对溶质的清除率低于后稀释法。

2.后稀释法

后稀释法是指置换液于滤器后的静脉端输入，为稳定期的维持性血液透析患者最常用置换液补充方式。其特点是清除率高，可减少置换液用量，输入量小于或等于血流量的30%；但在血液流进滤器时水分大量被超滤，会因血液浓缩在滤过器膜上形成覆盖物导致滤器凝血的可能性增加。

3.置换液使用量

治疗所需的置换液量计算方法：每周置换液交换量（L）=每日蛋白质摄入量（g）×0.12×7/0.7（g/L），其中，0.12为每克蛋白质代谢所产生的尿素氮的克数，7为每周的天数，0.7为滤过液中平均尿素氮浓度。

进行血液透析滤过时，利用后稀释法输入置换液，通常的补充量为50~100 mL/min。在治疗的单元时间内（通常为4 h），置换液输入的总量应达到12~20 L。

（四）抗凝方法

血液透析滤过的抗凝剂可用普通肝素或低分子量肝素，用量可参照普通血液透析方法。

四、血液透析滤过的并发症

除可能发生与普通血液透析相同的并发症如低血压、出血、破膜漏血、凝血、空气栓塞等外，由于 HDF 治疗的特殊性还可能导致技术及置换液污染带来的严重并发症。

（一）技术并发症

出入量控制失误、在超滤过程中丢失机体的有益的成分、置换液组分不当、容量负荷过重等。

（二）置换液被污染

置换液被污染包括败血症、内毒素休克、溶血。

（三）缺失综合征

高通量血液透析能增加可溶性维生素、蛋白、微量元素和小分子多肽等物质的丢失。因此，在行血液透析滤过治疗时，应及时补充营养。

五、护理要点

血液透析与血液透析滤过虽在治疗方法、治疗效果方面有一定区别，但护理要点大多一致。

（一）治疗前准备

1.患者的健康教育

患者的健康教育包括：①向患者讲解进行该治疗的目的，取得患者的配合；②签署治疗同意书；③如果滤器需要复用，应签署滤器复用知情同意书。

2.治疗前评估

治疗前评估包括：①了解治疗期间的体重及血压的变化情况，准确地评估干体重，为设置适当的超滤量提供依据；②评估患者降压药的使用情况，嘱患者治疗前停服降压药，以免导致低血压，影响治疗；③了解是否有出血倾向，为及时调整相应的抗凝处方提供依据；④了解血管通路情况，内瘘有无闭塞，静脉置管有无感染及阻塞等。

3.机器的准备

利用机器语言提示完成机器特别是滤过装置的准备，根据医嘱准确设置各项参数。

4.严格核对

严格执行"三查七对"，确保治疗的准确实施。

（二）治疗中护理

（1）治疗过程中护士应加强巡视，密切监测机器是否正常运转、血管通路有无异常以及患者的生命体征的变化。

（2）护士应重视患者治疗中的主诉和要求，做好耐心解释工作，缓解患者的紧张情绪和不安，满足患者合理的需求。

（3）通路的护理。观察通路处有无出血、血肿发生，保证通路的正确固定及治疗所需的流量。

（三）治疗后护理

（1）血液透析滤过在清除毒素和代谢产物的同时还会丢失大量营养物质，应指导患者增加优质蛋白质、维生素、微量元素及矿物质的摄入。

（2）水平衡的要求同普通血液透析。

（四）院内感染的预防

1.保证在线置换液的使用安全

（1）定期更换外置的置换液细菌滤过器，严格按照厂家规定的使用寿命，一般使用100~150次或连续使用900h后应立即更换。

（2）现用现配碳酸氢盐浓缩液（B液），建议有条件的透析中心使用干粉筒，利用机器自动稀释碳酸氢盐液，减少或避免细菌繁殖。

2.透析机的消毒处理

每日透析结束后，用50%的枸橼酸加热脱钙消毒透析机，每周一次化学消毒。

3.反渗水质量保证

反渗水要每月进行细菌培养、每3个月进行一次内毒素检测，每日检测水质，透析机需每月进行维护。

第四节　血浆置换技术及护理

血浆置换（plasma exchange，PE）指通过血液净化技术清除血浆中诸如自身抗体、免疫复合物、毒物等大分子物质，以治疗多种免疫性疾病、毒物中毒等患者的方法。

一、原理血浆置换

利用体外循环治疗原理将患者的血液经离心法或膜分离法分离成血浆和细胞成分后，弃去含自身抗体、免疫复合物、高黏稠物质、与蛋白结合的毒素等的患者血浆，迅速清除疾病相关因子、过多的异常血浆成分，然后将细胞成分以及补充的平衡液、血浆、清蛋白溶液回输入体内，增强网状内皮细胞功能以及补充机体所需物质的一种体外血液净化疗法。目前，可以用于多种疾病的治疗，如冷球蛋白血症、抗肾小球基底膜病、吉兰-巴雷综合征、高黏滞综合征、血小板减少症等。

二、适应证

（一）血液系统疾病

血液系统疾病包括冷球蛋白血症、血小板减少症、新生儿溶血、血友病、多发性骨髓瘤。

（二）免疫性疾病

抗肾小球基底膜病、吉兰-巴雷综合征、重症肌无力、急进性肾小球肾炎、抗中性粒细胞胞浆抗体阳性的系统性血管炎、系统性红斑狼疮（尤其是狼疮性脑病）、类风湿性关节炎。

（三）代谢性疾病

如纯合子家族性高胆固醇血症、高黏滞综合征。

（四）其他

药物过量、与蛋白质结合的物质中毒、肾移植。

三、血浆分离技术

目前有两种血浆分离技术：离心式血浆分离和膜式血浆分离。临床上血液净化治疗常采用膜式血浆分离，而离心式血浆分离技术则用于血液疾病的治疗。

（一）膜式血浆分离法

膜式血浆分离法也称血浆滤过法。

1.一次膜分离法

一次膜分离法也称为单滤过，是临床较常用的方法。治疗时用血浆分离器一次性分离血细胞与血浆，将分离出来的血浆成分全部除去，再置换与除去量相等量的新鲜冷冻血浆或清蛋白溶液。一次膜分离法可补充凝血因子，并能排除含有致病物质的血浆成分。但是存在因使用他人的血浆而有被感染的可能性。采用该方法时必须选用新鲜血浆或清蛋白溶液。

2.二次膜分离法

二次膜分离法又称双重滤过血浆置换。先用血浆分离器分离出血细胞和血浆，再将分离出的血浆引入膜孔径较小的血浆成分分离器，使高分子免疫球蛋白被滞留而除去，以清蛋白为主的有用物质则随血细胞一起回输入体内。

（二）离心式血浆分离法

把血液抽到特制的离心槽内，在离心力作用下，各种成分由于密度不同而采用不同的离心速度，实现血浆与血细胞的分离。用于红细胞增多症、白血病、血栓性疾病的治疗，已不常用该法。

四、临床应用

（一）设备与物资

（1）普通血液透析机、床旁透析机（CRRT机）。

（2）血浆分离器。常用膜式血浆分离器，是一种高分子聚合物制成的空心纤维型分离膜。血浆通过孔径为 $0.2{\sim}0.6~\mu m$ 的膜，从全血中滤出，一般能除去分子量为 $3000000{\sim}4000000Da$ 的物质，血细胞成分不能滤过。

（3）血管通路管、其他配套医用耗材。

（4）置换液。临床常用的置换液包括晶体液和胶体液两种。①晶体液：包括林格液、生理盐水、葡萄糖生理盐水；②胶体液：包括血浆代用品（中、低分子右旋糖酐；羟乙基淀粉）和血浆制品（新鲜冷冻血浆和4%~5%清蛋白）。

（二）使用置换液的原则

（1）置换液补充时先使用晶体再补充胶体。

（2）某些疾病存在低蛋白血症时，置换液主要是清蛋白或其他胶体溶液。

（3）等量置换、出入速度相同、渗透压相同、维持电解质平衡。

（4）适当补充免疫球蛋白和凝血因子。

（5）注意置换液的无毒性、在体内不蓄积，减少病毒污染机会。

（三）治疗方法

1.置换治疗

血浆置换时必须选择后稀释法，而且是等量置换。一般治疗的间隔时间为1~2 d，连续3~5次为1个疗程，每小时置换血浆量1000~2000 mL，每次置换总量2000 mL。

2.抗凝方法

肝素、低分子量肝素或枸橼酸钠作为抗凝剂，根据患者病情而定。但几乎所有的离心式血浆分离技术均采用枸橼酸钠抗凝。

五、并发症预防及护理要点

血浆置换治疗相关的并发症主要与置换液有关。此外，抗凝方法的不同也可能导致不同的并发症。因此该治疗的护理关键是并发症预防。

（一）过敏反应

1.原因及临床表现

输注的新鲜冷冻血浆中含有各种凝血因子、补体和清蛋白，导致机体发生过敏反应。严重时出现喉头水肿、过敏性休克。

2.预防和护理

治疗前应询问患者有无过敏史，严格执行"三查七对"，核对血型。可给予地塞米松

5~10 mg 或 10%葡萄糖酸钙 20 mL 静脉注射预防；输注血浆时速度不宜过快，根据患者情况，决定置换液量的速度。

在输注血浆时，密切观察患者发生寒战、高热、皮疹、低血压、喉头水肿等过敏反应症状，及时通知医师做相应处理，严重时应及时停止治疗，并做好相应记录。

（二）出血

1.原因及临床表现

有些患者本身有出血倾向，治疗过程中凝血因子、血小板消耗，血小板破坏，抗凝药物使用剂量过大等因素都有可能导致治疗后出血加重，表现为多个部位如皮肤、牙龈、消化道出血。需要正确的动态评估。

2.预防和护理

严格按照治疗、护理常规操作规程：①治疗前常规检测患者的凝血功能，根据医嘱决定抗凝剂种类、剂量或无肝素治疗；②由熟练的护士操作，避免反复多次穿刺损伤局部皮肤血管；③治疗中严密观察皮肤黏膜及其他部位有无出血，若是高危出血患者，治疗结束时可用鱼精蛋白中和肝素，以防出血。

（三）低血压

1.原因及临床表现

主要原因：①原发疾病存在低血压，建立体外循环后更明显；②冷冻血浆、清蛋白等制品过敏，透析膜生物不相容反应；③设置超滤速度过快而补充血浆、清蛋白制剂速度太慢；④或补充晶体液过多；⑤治疗时使用降压药物。

2.预防和护理

①治疗前注意观察患者血压、心率等生命体征变化，评估营养状态，停服降压药物、适当补液；必要时给予糖皮质激素；②治疗中保持血浆交换平衡及血容量相对稳定。一般体外循环的血流量应控制在 100 mL/min 左右，血浆流速为 20~40 mL/min；③清蛋白较低时，应尽量补充胶体溶液；④治疗过程中每 30 min 测一次血压。若血压下降，加快输液速度，减慢血浆出量，延长血浆置换时间，严重时使用血管活性药物或停止治疗。

（四）低钙血症

1.原因及临床表现

新鲜血浆含有枸橼酸钠，输入新鲜血浆过多、过快容易导致低钙血症，患者出现口周麻木、腿麻及小腿肌肉抽搐等低钙血症表现，严重时发生心律失常。

2.预防和护理

严密观察患者有无低钙血症表现如口周麻木、腿麻、肌肉痉挛、恶心、呕吐，甚至昏迷。必要时可静脉注射10%葡萄糖酸钙10 mL或氯化钙10~20 mL（注射时间不低于15 min）。

（五）感染

1.原因

可能与免疫球蛋白或补体的清除有关。使用清蛋白作为置换液，低免疫球蛋白血症会持续几周时间，若患者须联合使用免疫抑制剂治疗原发病，感染的机会可能大大增加。

2.预防和护理

严格掌握输入血浆的适应证，严格无菌操作，配置置换液时需认真核对、检查、消毒，现配现用。

对于有明显感染可能的患者可使用大剂量免疫球蛋白；对于需要大量新鲜冷冻血浆治疗的患者，可以注射乙肝疫苗来预防乙型肝炎病毒感染。

（六）低钾血症

清蛋白溶液中不含钾离子。因此每升清蛋白溶液中加入4 mmol氯化钾有助于减少该类并发症发生。

（七）药物

同时被清除与常规的血液透析技术相比，血浆置换治疗能够清除与蛋白质结合率高的药物如环磷酰胺、地高辛、泼尼松等，所以在治疗期应注意监测血药浓度，适当调整用药剂量。

第五节　血液灌流技术及护理

血液灌流（HP）的确切含义是血液吸附，在临床上被广泛地应用于化学毒物的解毒、尿毒症或肝性脑病的解毒等治疗。近年来，由于其对体内中、大分子物质非特异性的清除能力，与普通血液透析的联合治疗也被逐渐应用。

一、血液灌流原理

血液灌流过程中，借助体外循环和血液灌流器（吸附装置），将溶解在血中的物质吸附到由活性炭或树脂等材料制成的灌流器内，而达到清除血液中有毒物质的效果。活性炭是非常疏松多孔的物质，包括植物、果壳、木材、石油等，经蒸馏、炭化、酸洗及高温、高压等处理后变得疏松多孔。其吸附力的大小取决于它自身的表面积以及孔径的大小。

二、适应证

（一）急性药物和毒物中毒

（1）血浆药物浓度已达致死剂量。

（2）毒物大部分被吸收入血，用洗胃、输液、利尿等方法往往难以奏效，尤其是没有特异性解毒药物的中毒。

（3）出现以下情况需紧急血液灌流，如低血压、低体温、心力衰竭、呼吸衰竭而内科治疗无效者。

（4）伴有严重肝肾受损者。

（5）部分毒物或药物，血液灌流效果比血液透析的效果好。①巴比妥类；②非巴比妥类催眠镇静药；③抗精神失常药；④解热镇静药；⑤心血管药：地高辛、洋地黄制剂、地尔硫䓬等；⑥除草剂、杀虫剂；⑦生物毒素中毒，如青鱼胆中毒、毒蕈中毒。

（二）治疗尿毒症

HP 可有效清除尿毒症血液中的尿酸、酚、吲哚、肽类及多种中分子物质，并对一些与

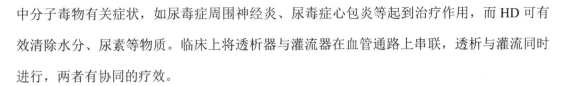

中分子毒物有关症状，如尿毒症周围神经炎、尿毒症心包炎等起到治疗作用，而 HD 可有效清除水分、尿素等物质。临床上将透析器与灌流器在血管通路上串联，透析与灌流同时进行，两者有协同的疗效。

（三）肝性脑病

血液灌流后血浆芳香族氨基酸浓度明显下降，使支链氨基酸与芳香氨基酸的比例增加，这些改变正是血液灌流治疗肝性脑病的基础。

（四）败血症

G⁺菌所致的败血症至今仍是临床上诊断和治疗的难题，一般认为细菌源性产物（如 G⁺ 菌脂多糖或内毒素）和宿主产生的炎症介质是导致败血症和败血症休克的关键性物质。目前采用血液灌流治疗败血症已取得可喜的成绩。

主要采用活性炭、树脂非选择性吸附毒素及多黏菌素 B 固定于载体上吸附剂，能显著地清除血浆中内毒素，改善血液流变学，有效地减轻、预防或阻止多器官功能衰竭（MOF）的发展，可能成为败血症休克治疗的有效手段。

（五）海洛因成瘾

戒毒已成为当今一个严峻的社会问题，至今国内外尚缺乏一套行之有效的治疗方法。有学者采用活性炭血液灌流与血液透析治疗海洛因成瘾，可使戒断症状消失，患者脱瘾，又能协助脏器功能恢复。治疗后可显著降低体内海洛因浓度，不产生严重的戒断症状，不造成新的药物依赖，具有痛苦小、后遗症少的优点，是一种简便、安全、可靠的戒毒方法。

（六）其他疾病治疗

甲状腺危象、精神分裂症、银屑病、自身免疫性疾病等。

三、临床应用

（一）血液灌流相关技术

1.血管通路

股静脉、颈内静脉及锁骨下静脉置管，内瘘，直接穿刺动静脉。

2.血液灌流吸附剂的选择

血液灌流吸附剂必须满足：①与人体血液接触后不发生中毒及过敏反应；②在 HP 治疗中无任何化学及物理变化发生；③不发生微粒脱落，无变形发生；④具有良好的血液相容性。临床常用的灌流吸附剂包括广谱吸附剂活性炭、离子交换树脂和吸附树脂。

3.抗凝剂的应用

因为吸附剂表面较粗糙、表面积大，活性炭又能吸附一部分肝素，而且患者的原发病不同，个体差异大。因此抗凝剂用量与普通血液透析有所差异。首剂肝素，按 0.5~1.0 mg/kg 体重计算，维持量 10~15 mg/h。伴出血或高危出血者，亦可采用低分子量肝素抗凝。

4.操作方法

①操作前检查：灌流器使用前应检查包装是否有破损，是否在灭菌有效期内。②灌流器预冲：将灌流器的静脉端朝上，垂直固定在支架上，连接血管通路管，先用 5% 的葡萄糖注射液 500 mL 冲洗，然后用 2000 mL 肝素生理盐水（每 500 mL 盐水加 2500U 肝素）冲洗，速度为 100~150 mL/min。冲洗时，需用手轻拍及转动灌流器，清除脱落的微粒，同时排除气泡。充分湿润活性炭的炭粒，以保证灌流器充分肝素化备用。③治疗开始程序：将患者的动、静脉分别与灌流器装置的动、静脉管路相连接，静脉端朝上，动脉端朝下。初始时血流量为 80 mL/min，如血压、脉搏和心率平稳，可逐步增加至 150~250 mL/min。流速不宜过快，因为流速越快吸附率越低，但流速太慢又会导致凝血。④治疗结束程序：结束时将灌流器倒转，动脉端朝上，静脉端朝下，血液流速减慢至 80 mL/min，用生理盐水或空气回血，当管路血液到静脉壶时关闭血泵，利用大气压的作用使剩余的血液回到患者体内。

（二）血液灌流的治疗剂量

血液灌流器吸附毒性物质后不能再吸附，一般认为灌流时间 2 h 即饱和，若需要继续血液灌流治疗，2 h 后应更换灌流器。但第一次灌流时间不能超过 6 h。病情需要时，可在 10 h 后或第 2 d 重复血液灌流治疗，一般经过 2~3 次治疗后药物或毒物中毒可以获得明显疗效。

四、护理要点

（一）病情的观察及护理

（1）密切观察患者的生命体征、神志变化、瞳孔反应、皮肤黏膜有无出血，保持呼吸道通畅。

（2）应稳妥固定，保持体外循环通畅。主要措施：①血液灌流后，药物被灌流器逐渐吸附，一般在治疗开始后 30 min 患者逐渐出现躁动不安，需专人守护，用压束带进行约束，防坠床，防止咬伤舌头及舌后坠；②躁动者遵医嘱给予镇静剂；③注意床旁监护，防止穿刺针滑脱出血或空气进入导管引起空气栓塞。

（3）严密观察治疗情况。主要观察内容：①观察灌流器内血色有无变暗，动脉和静脉壶内有无血凝块，调整肝素剂量，必要时更换灌流器及管路。无抗凝治疗时定时进行灌流器的冲洗，如有异常及时调整。②观察治疗后病情的改善状况，必要时调整治疗剂量与时间。

（4）对于自杀患者，神志转清醒时，进行心理疏导，使患者情绪稳定，树立良好的人生观。

（二）并发症的观察及处理

（1）活性炭也可吸附血小板、白细胞和纤维蛋白原，导致血压下降、发热、出血等。但只要严格掌握适应证和禁忌证，治疗中严密观察生命体征及病情变化并及时处理，上述不良反应不至于影响治疗的进行。

（2）对药物的影响。能清除很多药物，如抗生素、升压药等。因此，药物治疗时应注意剂量的调整。

（3）出、凝血的观察。血液灌流较普通血液透析的肝素用量大，血流速度慢，因此应严密观察，及时调整抗凝剂使用量，避免灌流器凝血而贻误抢救时机、避免出血加重患者病情。

（4）观察有无炭粒脱落、空气栓塞，低体温（冬天无加温）的发生，如出现应做相应的处理。

（5）患者在灌流时出现寒战、发热、胸闷、呼吸困难等反应，可能是灌流器生物相容性差所致，可静脉注射地塞米松，给予吸氧，不要盲目终止灌流。

参考文献

[1]曹允芳，刘峰，逯传凤，等.临床护理实践指南[M].北京：军事医学科学出版社，2011.

[2]戴琼，刘义兰，周文萍，等.现代护理学[M].北京：中国商业出版社，2012.

[3]王亚宁，周巧玲.护理技能实用手册[M].长沙：中南大学出版社，2014.

[4]闻曲.新编肿瘤护理学[M].北京：人民卫生出版社，2011.

[5]石琴，施雁，戴琳峰.新编护理学基础：护理学基础[M].上海：复旦大学出版社，2012.

[6]李秀云，汪晖.临床护理常规[M].北京：人民军医出版社，2012.

[7]吴欣娟，张晓静.临床护理常规[M].北京：人民卫生出版社，2012.

[8]黄人健，李秀华.护理学高级教程[M].北京：人民军医出版社，2011.

[9]蒋红.临床护理技术操作规范[M].上海：复旦大学出版社，2012.

[10]谭进.急危重症护理学[M].北京：人民卫生出版社，2011.

[11]陈燕，沈翠珍.内科护理学.第2版[M].北京：中国中医药出版社，2013.

[12]林惠凤.实用血液净化护理：血液净化护理[M].上海：上海科学技术出版社，2016.

[13]黄金.血液净化专科护理[M].长沙：湖南科学技术出版社，2010.